Livre de révision de chimie pharmaceutique pour SAR et synthese

Sarika Alhat
Shivraj Jadhav
Yash Kulkarni

Livre de révision de chimie pharmaceutique pour SAR et synthèse

Relations structure-activité et biosynthèse

ScienciaScripts

Imprint

Any brand names and product names mentioned in this book are subject to trademark, brand or patent protection and are trademarks or registered trademarks of their respective holders. The use of brand names, product names, common names, trade names, product descriptions etc. even without a particular marking in this work is in no way to be construed to mean that such names may be regarded as unrestricted in respect of trademark and brand protection legislation and could thus be used by anyone.

Cover image: www.ingimage.com

This book is a translation from the original published under ISBN 978-620-6-14948-4.

Publisher:
Sciencia Scripts
is a trademark of
Dodo Books Indian Ocean Ltd. and OmniScriptum S.R.L publishing group

120 High Road, East Finchley, London, N2 9ED, United Kingdom
Str. Armeneasca 28/1, office 1, Chisinau MD-2012, Republic of Moldova, Europe

ISBN: 978-620-7-30089-1

Contenu

Section I

Relations structure-activité (SAR)

Le lien entre la structure et l'activité est connu sous le nom de SAR. Il existe un lien entre la composition chimique d'une molécule et son activité biologique. En modifiant la structure chimique de la substance, il est possible d'en ajuster l'action et la puissance.

1) SAR de l'agent sympathomimétique

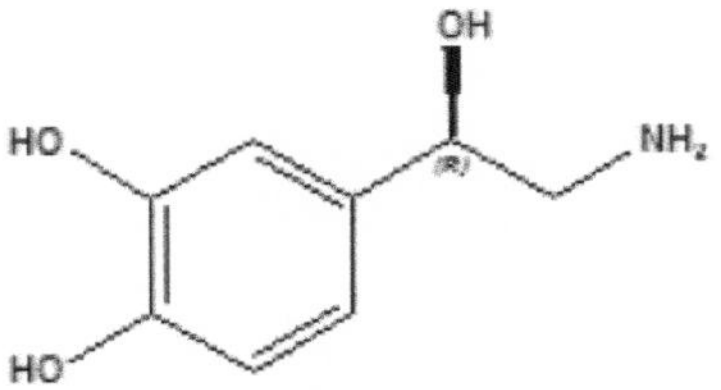

Norepinephrine

Sur le plan structurel, une substitution (modification) est possible sur
- Catéchol (anneau aromatique)
- un atome de carbone (alpha)
- в (bêta) atome de carbone
- Groupe amino

Substitution sur le cycle aromatique -

1. L'activité alpha-bêta maximale est assurée par la présence d'un groupe hydroxyle alternatif en position 3,4.
2. L'absence de ce groupe réduit l'activité alpha et bêta, ce qui diminue la puissance.

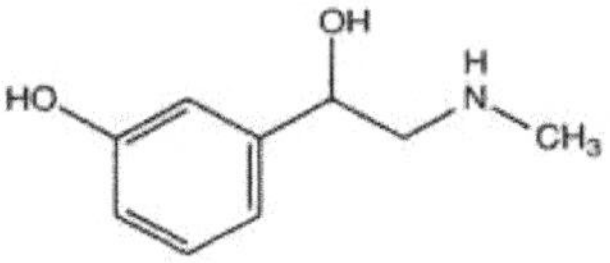

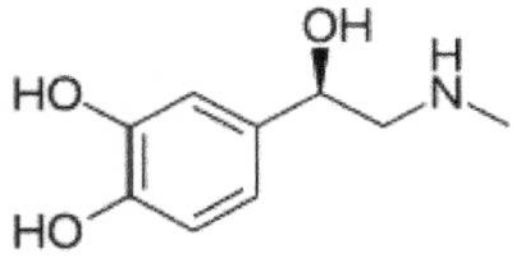

Phenylephrine – less potent   Epinephrine – more potent

3. Toutefois, les anneaux aromatiques non substitués (anneaux sans groupe hydroxyle) sont plus susceptibles de passer la barrière hémato-encéphalique.

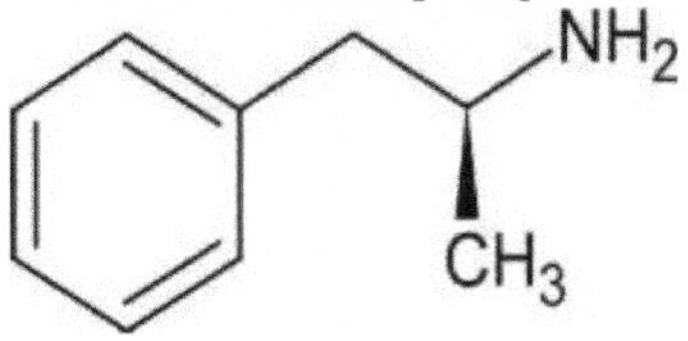

Exemple - Amphétamine

Substitution sur в Carbon -

2

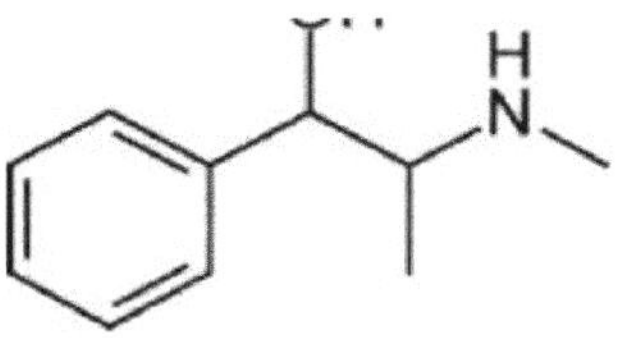

En raison de la diminution de la solubilité du médicament dans les lipides, la fixation du groupe hydroxyle sur le carbone bêta réduit l'action sur le SNC, tout en augmentant l'activité alpha-bêta.

Exemple -Ephédrine

Substitution sur un carbone -

Les médicaments qui remplacent le carbone alpha ont une demi-vie plus longue parce qu'ils ralentissent le métabolisme.

Exemple - Amphétamine

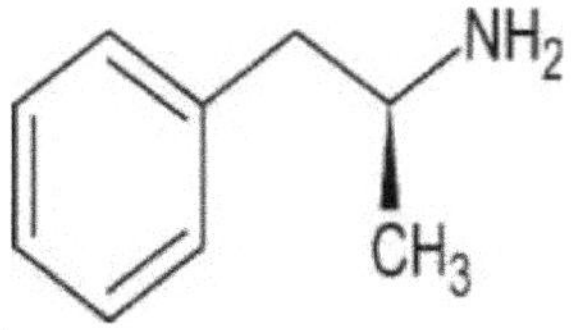

Substitution sur le groupe amino -

· Alors que les groupes aminés tertiaires sont de piètres agonistes directs, les groupes aminés primaires et secondaires sont nécessaires à l'activité.

· Les groupes aminés primaires et secondaires ont une activité alpha élevée.

Exemple -épinéphrine

· L'activité bêta augmente avec la taille du substitut alkyle.

Exemple - Salbutamol

2) SAR de l'inhibiteur bêta-adrénergique -

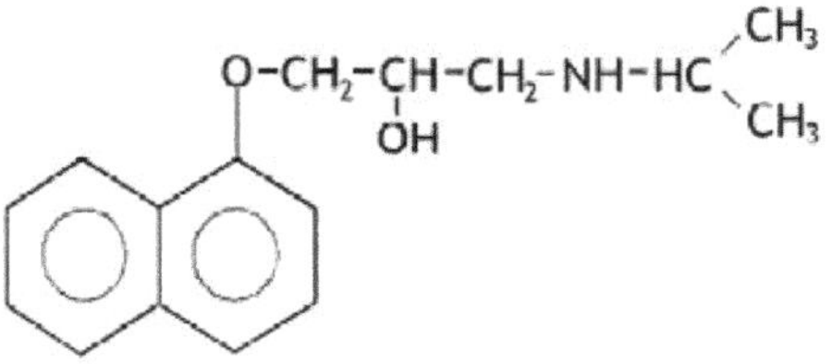

Propranolol

Le propranolol est le puissant antagoniste -в.

Une substitution structurelle (modification) est possible sur -

· **Anneau aromatique**

· **Chaîne du carbone**

· **Groupe amino**

1. Substitution sur l'anneau aromatique (phényle) -

· Lorsqu'ils sont présents en positions orthogonales sur l'anneau phényle, les groupes alcényle et alcényloxy exercent une forte action bêta-antagoniste.

3

- Si l'anneau naphtalène remplace l'anneau phényle, le médicament est non sélectif, par exemple le propranolol.
- L'ajout d'un groupe hydroxyle à l'anneau phényle entraîne une activité antagoniste du médicament.

2. Substitution sur la chaîne carbonée -

L'activité est augmentée par le groupe alcoxy pris en sandwich entre l'anneau aromatique et la chaîne latérale éthanolamino.

3. Substitution sur le groupe amino -

Lorsque le groupe amino possède des groupes isobutyle et t-propyle, l'activité augmente en raison de l'accroissement de la nucléophilie.

3) SAR des agonistes para-sympathomimétiques/ cholinergiques

L'ester de la choline, l'acétylcholine, est une molécule d'ammonium quaternaire dont la partie cationique (chargée positivement) est reliée à un groupe ester par une chaîne de deux carbones.

La modification est effectuée sur -

I. Modification du groupe ammonium quaternaire

- Le groupe ammonium quaternaire est nécessaire à l'activité intrinsèque et contribue à l'affinité de la molécule pour les récepteurs, en partie grâce à sa capacité à lier l'énergie et en partie grâce à sa fonction de groupe détecteur.
- Malgré quelques exceptions connues (telles que la pilocarpine, la nicotine et l'oxotremorine), le groupe triméthyl ammonium est la meilleure fraction fonctionnelle de l'activité et il présente l'activité muscarinique la plus importante.
- L'activité diminue en présence d'amines primaires, secondaires ou tertiaires.
- Exemple : pilocarpine

Pilocarpine

II. Modification du groupe ester

- Le groupe ester de l'Ach aide la substance à se fixer sur le récepteur muscarinique.
- Lorsque le groupe méthyle est remplacé par un groupe éthyle ou un grand groupe alkyle, on obtient des composés inertes.
- L'action antagoniste cholinergique peut être trouvée dans les esters d'acides aromatiques ou de poids moléculaire plus élevé.
- Exemple - bethanechol.

4

$$Cl^-$$

III. Modification du pont d'éthylène
• La cholinestérase hydrolyse rapidement l'ester méthylique en acide acétique et en choline. Les esters de carbamate de choline (carbachol) ont été créés pour réduire la sensibilité à l'hydrolyse et se sont révélés plus stables que les esters de carboxylate.
• L'activité nicotinique et muscarinique est diminuée lorsque la substitution - est placée dans la partie choline, mais l'activité muscarinique est diminuée davantage que l'activité nicotinique.
• L'incorporation de la substitution в entraîne une réduction plus importante de l'activité nicotinique.
• Le remplacement du groupe ester par un éther ou une cétone produit des composés chimiquement stables et puissants.
• Exemple : muscarine

4) SAR des benzodiazépines -

Cl, F, Br et NO2 en position C-7 sont nécessaires pour l'activité, et la présence d'un plus grand nombre de ces substituts attirant les électrons entraîne une forte activité.
• Les positions 6, 8 et 9 ne doivent pas être remplacées pour l'activité.
• L'activité est renforcée par la présence d'un phényle (ou d'un pyridyle) en position C-5. L'activité est renforcée si des groupes attracteurs d'électrons sont insérés dans l'anneau phényle en positions 2' ou 2', 6'.
• En revanche, les substituants aux positions 3', 4' et 5' diminuent fortement l'activité.
• La saturation de la double liaison 4, 5 ou son déplacement vers la position 3, 4 diminue

5

l'activité.

• L'activité est diminuée par la substitution alkyle en position 3, mais la présence ou l'absence du groupe hydroxyle est cruciale. Sans groupe 3-hydroxyle, un composé est non polaire et sa demi-vie est généralement longue. L'acide glucuronique et les composés dotés du groupe 3-hydroxyle se conjuguant rapidement, ces composés ont des demi-vies courtes.

• La substitution de N1 par un groupe alkyle, haloalkyle ou aminoalkyle augmente l'activité.

• La réduction de la fonction carbonyle en position C-2 en CH2 donne un composé moins puissant.

• Les triazolo benzodiazépines (Alprazolam) étant plus puissantes, il n'est pas nécessaire de les substituer en septième position.

5) SAR de la phénothiazine

On pense que l'interaction avec les récepteurs dopaminergiques de type D2 est le principal mécanisme par lequel les substances chimiques sont utilisées.

dont la phénothiazine (neuroleptique) est le médiateur de leur activité pharmacologique. La dopamine et la chlorpromazine avec une substitution au chlore ont des structures radiographiques qui peuvent être partiellement superposées l'une à l'autre. L'atome de soufre étant aligné sur le p-hydroxyle de la dopamine, la base chlorpromazine peut être superposée à l'anneau aromatique de la base dopamine. Ces composés ont des chaînes latérales aminoalkyl basiques hydrophiles sur une structure tricyclique fusionnée linéaire lipophile.

L'activité de la phénothiazine est déterminée comme suit :

· Nature de la chaîne latérale alkyle en C-10.

· Groupe amino de la chaîne latérale.

· Substituants sur l'anneau aromatique.

1. **Modification de la chaîne latérale alkyle**

· L'activité est maximale lorsqu'il y a trois atomes de carbone entre deux atomes "N" (anneau et chaîne latérale N).

· L'ajout d'un groupe méthyle en position C-1 entraîne une action similaire à celle de l'imipramine tout en diminuant l'activité antipsychotique.

· Si C-1 est incorporé dans l'anneau cyclopropane, on obtient une activité semblable à celle de l'imipramine.

· L'introduction d'oxygène dans le C-1 entraîne un puissant effet antidépresseur. Exemple : Chloracizine.

· L'ajout de -CH3 en C-2 ou C-3 a très peu d'effet sur l'activité.

· L'action neuroleptique est réduite par le pontage de la position 3 de la chaîne latérale avec la position 1 du noyau phénothiazine.

2. Modification du groupe amino -

· L'efficacité maximale est atteinte à 3° d'azote, tandis que l'activité est diminuée ou complètement éliminée à 2° ou 1° d'azote.

· La N-alkylation avec plus d'un carbone diminue l'activité.

· Lorsque le groupe diméthylamino est remplacé par des groupes pyrolidinyl, morpholinyl ou thiomorpholinyl, l'activité est réduite. Toutefois, le groupe diméthylamino est moins efficace que la pipéridine ou la pipérazine.

· Les dérivés pontés de la pipéridine sont encombrants mais présentent néanmoins des niveaux d'activité significatifs.

· L'introduction de OH, CH3 , CH3CH2OH en C-4 de la pipérazine entraîne une augmentation de l'activité.

· Les acides gras à longue chaîne peuvent être estérifiés avec la pipérazine et les phénothiazines pour créer des prodrogues lipophiles à absorption lente et à longue durée d'action. L'action significative est maintenue parce que la libération du dépôt huileux se fait lentement.

Déconoate de fluphénazine

· Lorsque des substituts phényle, éthyle ou p-amino phényle éthyle aussi importants que ceux des pipérazines N-4 (comme l'Azaspirane et le Chlorspirane) sont actifs.

3. Phénothiazine ring-

· La meilleure place pour la substitution pendant l'action neuroleptique est C-2. D'une manière générale, la puissance à différents endroits augmente dans l'ordre suivant : 1 4 3 2. Les puissances des groupes augmentent dans l'ordre suivant : OH, H, CN, CH3, Cl et CF3.

· Les médicaments dont le C-2 a été substitué ont une action néfaste lorsqu'ils sont di- ou trisubstitués.

· La triflupromazine est rarement utilisée à la place de la chlorpromazine car le CF3 est plus efficace que le Cl, bien que l'EPS se développe en conséquence.

· L'attraction de la chaîne latérale de l'amine sur l'anneau contenant l'atome de chlore indique une propriété structurelle fondamentale de ces molécules, et l'atome de chlore électronégatif en C-2 est ce qui donne à cette molécule son asymétrie.

· L'oxydation du soufre en position 5th de la phénothiazine antipsychotique diminue l'activité.

6) SAR des barbituriques -

Un bon dérivé hypnotique de l'acide barbiturique doit présenter les propriétés suivantes :

· . Pour équilibrer correctement le rapport entre les formes ionisées (dissociées) et unionisées, ce qui est nécessaire pour traverser la barrière hémato-encéphalique, la valeur de l'acidité doit se situer dans des limites définies (BHE). Un barbiturique doit être dissocié entre 40 et 60 % pour passer la barrière hémato-encéphalique et affecter le système nerveux central. L'activité du SNC peut donc être prédite à partir de la valeur pKa.

· . La solubilité des lipides dans l'eau (coefficient de partage) doit se situer dans certaines limites.

Acidité - Sur la base des valeurs d'acidité, les barbituriques sont divisés en deux classes : Classe active -

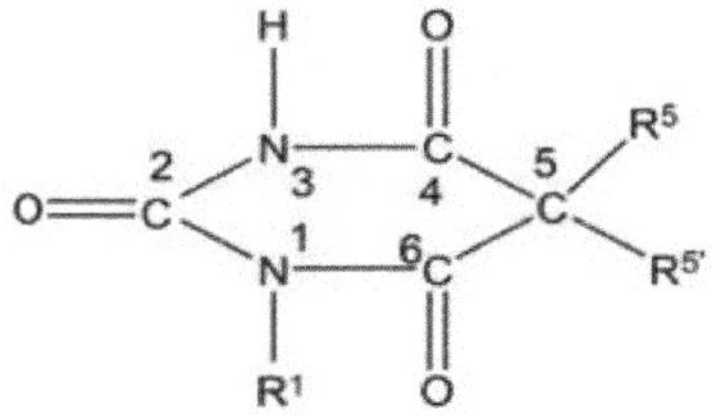

- · Acides barbituriques 5,5'-disubstitués
- · Acides thiobarbituriques 5,5'-disubstitués
- · Acides barbituriques 1,5,5'-trisubstitués Classe inactive -
- · Acides barbituriques substitués en position 1
- · Acides barbituriques substitués en position 5
- · Acides barbituriques 1,3-disubstitués
- · Acides barbituriques 1,5-disubstitués
- · Acides barbituriques 1,3,5,5'-tétrasubstitués

Comme ils ne sont pas acides, ils sont inertes. Ces classes d'agents dépendent du métabolisme pour produire des acides barbituriques 1,5,5' trisubstitués, qui sont acides. Les N1 et N3 deviennent inactifs lorsqu'un groupe alkyle est attaché, ce qui rend le médicament non acide.

Solubilité des lipides dans l'eau -

La solubilité lipide-eau ou le coefficient de partage est déterminé une fois que le critère de l'indice d'acidité est satisfait pour déterminer si la molécule est active ou non. Pour une activité hypnotique, le squelette structurel suivant est nécessaire :

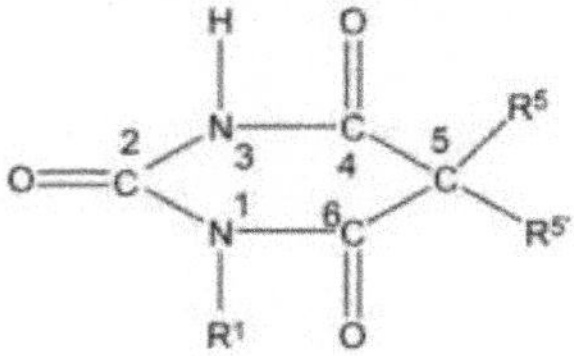

Pour obtenir le plus haut niveau d'activité hypnotique, la somme des atomes de carbone des deux substituants en c-5 doit être comprise entre 6 et 10. Ce total sert également à mesurer la durée de l'action.

- · La chaîne ramifiée présente la plus grande solubilité dans les lipides et l'effet hypnotique le plus important au sein de l'organisme.

Somme des	Durée d'action
·	

8

7-9	**Apparition rapide et durée la plus courte**
5-7	**Durée d'action intermédiaire**
4	**Apparition la plus lente et durée la plus longue (deux groupes éthyles ou éthyles et phényles)**

même série, mais sa durée d'action est plus courte.

· La durée d'action est souvent plus courte lorsque des chaînes cycliques ou insaturées se ramifient en position C-5, car il est plus simple de subir une conversion métabolique en un métabolite inactif plus polaire.

· Plus la ramification est importante, plus le médicament est puissant.

· Exemple : le pentobarbital est plus puissant que l'amobarbital.

Pentobarbital   Amobarbitol

Cependant, les stéro-isomères possèdent approximativement les mêmes puissances.

· Les alkyles, les alcényles et les cycloalcényles sont des exemples d'analogues insaturés de la série qui peuvent avoir une puissance supérieure à celle des analogues saturés bien qu'ils aient le même nombre d'atomes de carbone

· Les analogues de substitutions aliphatiques ayant le même nombre d'atomes de carbone sont moins puissants que les analogues de substitutions alicycliques ou aromatiques.

· L'introduction d'un atome d'halogène dans les substituants en C-5 augmente la puissance.

· La réduction de la solubilité et de la puissance des lipides résulte de l'ajout de substituants polaires (OH, NH_2, $COOH$, RNH et SO_3H) au groupe aromatique en C-5.

· Étant donné que le groupe N-méthyle diminue l'indice d'acidité, l'alkylation en position 1 ou 3 peut permettre aux composés de fonctionner plus rapidement et pendant une période plus courte.

· Le remplacement de l'oxygène par des atomes de soufre en position C-4 et C-6 réduit l'activité hypnotique.

· Le remplacement de l'oxygène par un atome de soufre en position C-2 entraîne un début d'action rapide et une durée d'action plus courte.

7) SAR de la morphine -

Le SAR de la morphine a été étudié par -
- Modification d'un cycle alicyclique
- Modification du cycle aromatique
- Modification de l'azote 3o

Modification d'un cycle alicyclique
- Lorsque le groupe hydroxyle de l'alcool en position C-6 est méthylé, estérifié, oxydé, supprimé ou remplacé par un halogène, l'action analgésique et la toxicité du composé augmentent.
- Le groupe C-6 keto de l'oxymorphone est converti en C-6 hydroxyle, ce qui donne la Nalbupine, qui démontre l'effet antagoniste des récepteurs.
- Une substance chimique plus puissante est produite lorsque la double liaison en position C-7 est saturée. La dihydro morphine et la dihydro codéine en sont deux exemples.
- D'une manière générale, le groupe 14 hydroxyle augmente les caractéristiques agonistiques tout en diminuant les effets antitussifs.
Cependant, l'activité varie en fonction de la substitution globale sur la structure.
- Le pontage de C-6 et C-14 par une liaison éthylène donne des dérivés puissants.
- La thébaïne réagit avec un diénophile (réaction dite de l'aulne de Diel) pour produire des dérivés 6, 14 endo etheno tetrahydro thébaïne, également connus sous le nom d'"oripavines". Certains opioïdes, comme les plus connus, l'Etorphine et la Buprénorphine, sont des agonistes particulièrement puissants. Ces composés ont un pouvoir agoniste mille fois supérieur à celui de la morphine.

Modification de l'anneau phényle -
- Un anneau phényle aromatique est essentiel pour l'activité.
- La modification du groupe hydroxyle phénolique diminue l'activité.
- Toute autre substitution sur l'anneau phényle diminue l'activité.

Modification du 3° azote
- Une amine tertiaire est généralement nécessaire pour une bonne activité opioïde.
- La puissance, les propriétés agonistes et antagonistes inverses d'une molécule peuvent toutes être affectées par la taille de la substitution N.
- La substitution N-méthyle a de bonnes propriétés agonistes ; cependant, lorsque la substitution est allongée de 3 à 5 carbones, il en résulte une activité antagoniste. Les propriétés agonistes des opioïdes sont néanmoins renforcées par des substitutions plus importantes sur N ; par exemple, la substitution N-phényl-éthyle est dix fois plus efficace que les groupes N-méthyle.
- Les groupes N-allyl et N-cyloalkyl ont des propriétés antagonistes des narcotiques.

<u>Pont époxyde</u>
- La substance connue sous le nom de morphinans est produite lorsque le pont 3,4-époxyde de la structure de la morphine est supprimé.
- Des moyens synthétiques sont utilisés pour préparer les morphinanes. Seul l'isomère lévogyre du mélange racémique produit par le processus de synthèse, tel que le lévorphanol et le butorphanol, a une activité opioïde. L'isomère dextro a une activité antitussive utile.
- Le lévorphanol est un analgésique plus puissant que la morphine.
- Le résumé du SAR des analogues de la morphine est donné ci-dessous :

Groupe fonctionnel	Modification	Effets observés
Hydroxyle phénolique - OH	(i) -OH-H (11) -OH à -COCH, (iii) -OH à OCH, (iv) OH à OC,H, (v) OH à -O/\	Effet analgésique moindre Effet analgésique moindre Effet analgésique moindre Effet analgésique moindre Effet analgésique moindre Effet analgésique moindre
Hydroxyle alcoolique -OH	(i) OH sur OCH, (ii) OH sur OC,H₄ (iii) OH sur OCOCH, (iv) OH sur = O (v) OH sur H	Plus actif que la morphine Plus actif que la morphine Plus actif que la morphine Moins actif que la morphine Plus actif que la morphine
Liaison alicyclique insaturée -CH = CH-	-CH = CH to-CH,-CH,	Plus actif que la morphine
Azote tertiaire 1 N-CH,	(i) de N-CH à NH (ii) N-CH, à N-CH,-CH,-Ph (iii) N-CH, à N-allyl, propyl	Moins actif que la morphine Plus actif que la morphine Antagoniste de la morphine

8) SAR des quinolones

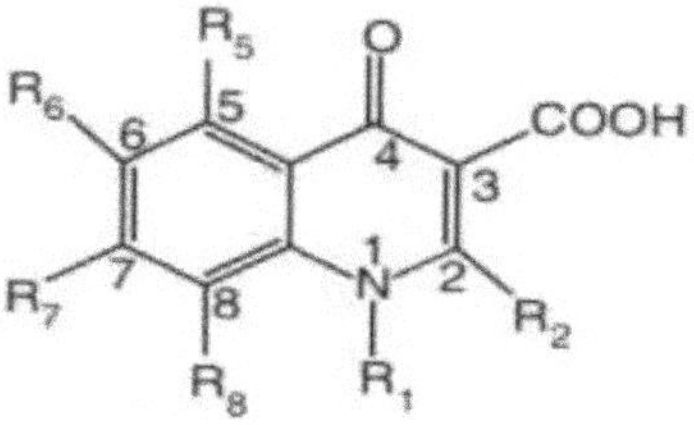

- **Substituant en position N-1 :** L'éthyle, le butyle, le cyclopropyle et le difluorophényle semblent être des substituants en position N-1.
les meilleurs substituts en position 1, et ces substituts ont produit des molécules puissantes. L'ajout d'un atome de fluor au groupe cyclopropyle N-1 ou au substitut 1-butyle a permis d'obtenir des composés présentant une meilleure activité globale contre les bactéries gram-positives.
- Les simples substitutions de l'hydrogène en C-2, par exemple avec des groupes méthyle ou hydroxy, se sont généralement révélées préjudiciables ; cependant, certains dérivés avec un anneau C-1, C-2 approprié se sont révélés avoir une activité remarquable.

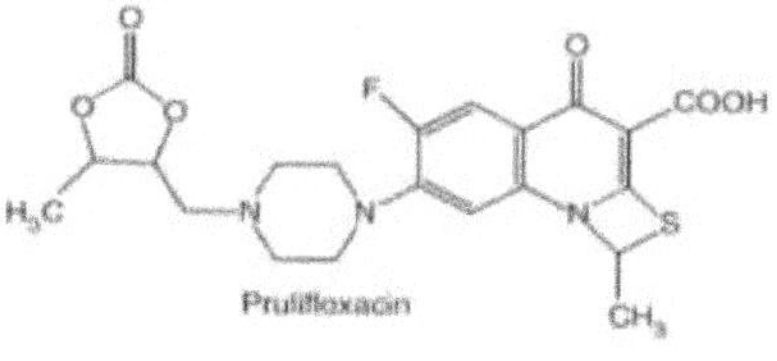

Prulifloxacin

11

·   **Le carboxy fonctionne en position :** La modification du groupe acide carboxylique C-3 entraîne une réduction de l'activité antibactérienne. Cependant, la quinolone isothiazolo la plus efficace a été produite lorsque le groupe carboxylique C-3 a été remplacé par un groupe isothiazolo. Ce composé a une activité antibactérienne in vitro 4 à 10 fois supérieure à celle de la ciprofloxacine. Alors que d'autres groupes, tels que l'acide sulfonique, l'acide phosphonique, le tétrazole, ainsi que la dérivatisation, comme un ester, entraînent une perte d'action antibactérienne, le système isothiazolo a un caractère aromatique et le proton de l'azote est assez acide et peut être considéré comme un imitateur de l'acide carboxylique.

·   Le groupe C-4-oxo du noyau de la quinolone semble être nécessaire à l'action antibactérienne. L'activité est perdue lorsque les groupes 4-thioxo ou sulfonyl sont substitués.

·   L'activité antibactérienne a augmenté suite à l'introduction d'un groupe en position C-5. NH_2 : CH3>F, H>OH, ou SH, SR, est l'ordre d'activité.

·   Il est significatif qu'un atome de fluor ait été inclus dans la quinolone en position C-6. L'ordre cinétique est F>Cl, Br, CH3>CN.

·   Il est essentiel d'inclure un groupement pipérazine en position C-7. En outre, plusieurs

Les aminopyrrolidines sont adaptées à l'action.

·   Un substitut fluoré en C-8 a généralement une bonne activité contre les infections à Gram négatif, mais un groupement méthoxy en C-8 a une activité contre les germes à Gram positif. L'ordre d'activité est le suivant : F, Cl, OCH3>H, CF3>méthyle, vinyle et propargyle.

·   Un halogène (F ou Cl) en position C-8 améliore l'absorption orale.

·   L'oflaxacine active est produite en associant le groupe N-1 à la position C-8 d'un anneau oxazine.

9) **SAR des sulfamides**

Les principales caractéristiques de la SAR des sulfamides sont les suivantes :

- Le squelette du sulfanilamide est l'exigence structurelle minimale pour les agents antibactériens.

activité.

•   Les groupes amino et sulfonyl sur l'anneau benzénique sont essentiels et doivent être en position 1 et 4.

Phthalyl sulphathiazole

In vivo

L'atome de soufre doit être directement lié à l'anneau benzénique.

• L'activité du noyau benzénique est réduite ou éliminée lorsqu'il est remplacé par un autre système cyclique ou lorsque des substituants supplémentaires lui sont ajoutés.

• L'activité varie en fonction du type de substitution du groupe amino sur les sulfamides substitués en N-1. L'activité bactériostatique augmente lorsque les substituants confèrent au groupe SO2 des caractéristiques riches en électrons.

• Alors que les sulfamides, qui possèdent un seul cycle benzénique en position N-1, sont nettement plus toxiques que les analogues à cycle hétérocyclique, les substituts hétérocycliques produisent des dérivés très puissants.

• Le groupe sulfonamide doit être placé devant les groupes aminés aromatiques libres. S'il est substitué en position ortho ou méta, les composés obtenus n'ont pas d'action antibactérienne.

• L'activité maximale du sulfamide ionisé se situe entre les valeurs pKa 6,6-7,4. Il s'agit de la forme active du composé.

• Les substitutions dans l'anneau benzénique des sulfamides ont produit des composés inactifs.

• Lorsque l'acide sulfonique libre (-SO3H) est substitué à la fonction sulfonamido, l'activité est détruite, mais lorsque l'acide sulfinique (-SO2H) est substitué et que la position N-4 est acétylée, l'activité est rétablie.

• Les centres de base de l'arginine, de l'histidine et de la lysine des protéines sont les points de fixation des sulfamides. Les halogénures, les alkyles et les alcoxy sont les groupes de liaison. L'action des sulfamides est influencée par la liaison, et la liaison aux protéines semble modifier la disponibilité et la demi-vie du médicament.

• La pharmacocinétique et l'activité antibactérienne sont influencées par la liposolubilité, qui allonge la demi-vie et renforce l'activité antibactérienne in vitro.

10) SAR de la pénicilline

Un cycle thiazolidène à 5 membres est relié à un cycle B-lactame à 4 membres qui est

13

fortement tendu dans les molécules de pénicilline. Le système cyclique du lactame B-bicyclique et l'interaction cis entre les deux hydrogènes en positions 5 et 6, un 3-carboxylate libre et un 6-amide, sont tous deux essentiels. Toute modification de l'un de ces éléments entraîne une diminution de l'activité. Le spectre pharmacologique et antibactérien est largement régi par la chaîne latérale. La stabilité des pénicillines peut être influencée de manière significative par le substituant chimique lié au noyau de la pénicilline, ainsi que par le spectre d'activité.

Le groupe "R" de la chaîne latérale de l'amine principale est remplacé par un groupe réducteur d'électrons, ce qui diminue la densité électronique du carbonyle de la chaîne latérale et protège ces pénicillines, car elles passent plus facilement à travers l'estomac et nombre d'entre elles peuvent être administrées par voie orale à des fins systémiques. L'antibiotique est d'autant plus étroitement lié aux protéines sériques que sa chaîne latérale est lipophile. Le volume du groupe acyle lié à l'amine principale affecte la stabilité de la pénicilline vis-à-vis de la B-lactamase.

·   Lorsque l'anneau aromatique est lié directement au carbonyle de la chaîne latérale et que les deux positions ortho sont remplies de groupes méthoxy, la stabilité de la pénicilline vis-à-vis de la B-lactamase augmente.

·   Un analogue sensible aux B-lactamases a été produit en déplaçant l'un des groupes méthoxy en position para ou en remplaçant l'hydrogène par l'un d'entre eux.

·   Un agent sensible à la B-lactamase a également été créé en insérant un méthylène entre l'anneau aromatique et le 6-APA.

11) **SAR des céphalosporines**

·   **Substitution 7-acylamino**

a.   Un composé basique est créé en ajoutant un groupe amino et un hydrogène aux positions et 1. Ce composé est protoné dans l'environnement acide de l'estomac. L'ion ammonium rend les céphalosporines plus stables et plus puissantes lorsqu'elles sont administrées par voie orale. L'arylation du groupe amino augmente l'activité contre les bactéries gram-positives tout

14

en diminuant l'activité gram-négative.

b. Pour les bactéries gram-positives, les nouveaux groupes acyles produits à partir d'acides carboxyliques présentent un large spectre d'activité antibiotique.

c. Les substitutions sur l'anneau aromatique phényle, qui favorisent la lipophilie, permettent d'obtenir une activité gram-positive plus élevée et une activité gram-négative typiquement réduite.

d. D'autres hétérocycles présentant de meilleurs spectres pharmacocinétiques et d'activité, tels que le thiophène, le tétrazole, le furane, la pyridine et les aminothiazoles, peuvent remplacer l'anneau phényle dans la chaîne latérale.

Un dérivé amino-1-hydrogène de l'isomère L des céphalosphorines était 30 à 40 fois plus stable que son isomère D. La stabilité augmente de près de cent fois avec l'ajout de méthoxy-oxime à et 1. Le groupement catéchol peut potentiellement être le signe d'une activité accrue, en particulier contre Pseudomonas aeruginosa, et conserver également une certaine activité gram-positive, ce qui n'est pas utilisé pour une céphalosporine catéchol.

- Modification de la substitution C-3 : Les substituants C-3 affectent la pharmacocinétique et la pharmacodynamie. Pour réduire la dégradation des céphalosporines (lactone de la céphalosporine désacétylée), une modification en position C-3 a été effectuée.

a. L'activité positive a été renforcée, mais l'activité gram négative a été réduite par les afficheurs d'ester de benzoyle.

b. La pyridine, l'imidazole génèrent un dérivé dont l'activité gram-négative n'est que modérément élevée lorsque le groupe acétoxy est remplacé par l'ion azide.

c. Lorsque le groupe 3-acétoxy est remplacé par des thiols aromatiques, l'efficacité contre les bactéries gram-négatives est accrue et les propriétés pharmacocinétiques sont améliorées.

d. En remplaçant le groupe acétoxy en position C-3 par CH3 et Cl, on crée des molécules actives sur le plan oral.

- Autres modifications

a. Le groupe méthoxy en C-7 présente une plus grande résistance à l'hydrolyse par la в-lactamase.

b. L'activité antibactérienne du spectre annulaire est considérablement réduite ou éliminée lors de l'oxydation en sulfone ou en suloxyde.

c. L'oxacepam (latamoxet) a une activité antibactérienne plus élevée en raison de sa meilleure capacité d'acylation lorsque le soufre est remplacé par de l'oxygène. De même, le remplacement du soufre par un groupe méthylène (loracavet) présente une plus grande stabilité chimique et une demi-vie plus longue.

d. Pour augmenter la biodisponibilité des céphalosporines, le groupe carboxyle en position 4 a été transformé en prodrogues ester, qui peuvent également être administrées par voie orale.

e. Les liaisons oléfiniques en C-3 et C-4 sont nécessaires à l'action antibactérienne, qui

15

disparaît lorsque la double liaison est ionisée en deuxième et troisième positions.

12) SAR des aminoglycosides

Modification dans l'anneau 1 : elle est essentielle pour une activité antibactérienne typique à large spectre, et elle

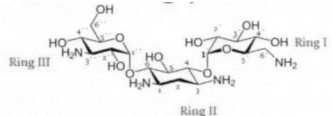

sert de cible principale aux enzymes qui inactivent les bactéries :
- La Kanamycine-B (6'-NH2, 2'-NH2) étant plus active que la Kanamycine-A (6'-NH2, 2'-OH), laquelle est plus active que la Kanamycine-C (6'-OH, 2'-NH2), les fonctions aminées en 6' et 2' sont particulièrement cruciales.
- La méthylation aux points 6'-C ou 6'-NH2 confère une résistance à l'acétylation enzymatique du groupe 6'-NH sans réduire de manière significative l'activité antibactérienne.
- La puissance antibactérienne des kanamycines (telles que la 3',4' didésoxykanamycine-B ou la dibekacine) n'est pas affectée par l'élimination du groupe 3'-OH, du groupe 4'-OH ou des deux.

Modifications de l'anneau 2 (désoxystreptamine) :
- 1- Le groupe NH$_2$ de la Kanamycine-A peut être acylé (par exemple l'Amikacine) avec maintien de l'activité. Les **modifications de l'anneau 3** dans lesquelles les groupes fonctionnels semblent être un peu moins sensibles aux changements structurels que ceux de l'anneau 1 ou de l'anneau 2.
- Les dérivés 2"-NH2 (seldomycines) sont très actifs.
- Les 2"-désoxygentamicines sont nettement moins actives que leurs homologues 2"-OH.
- Le 3"-NH2 des gentamycines peut être primaire ou secondaire avec une forte puissance antibactérienne.
- Le groupe 4"-OH peut être axial ou équatorial, ce qui ne modifie guère la puissance.

13) SAR de la tétracycline

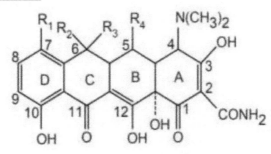

- **Modification des positions C-1 et C-3 :** Toutes les tétracyclines physiologiquement actives partagent la tautomérie céto-énol du cycle A aux atomes de carbone 1 et 3, et

16

l'inhibition de ce système par la synthèse de dérivés en C-1 et C-3 entraîne une perte d'activité antibactérienne. L'activité requiert la formule A-C = O, qui est fonction de C-1 et C-3. Les structures non ionisées et zwitterioniques de la tétracycline doivent être en équilibre pour qu'elle soit active.

- **Modification de la position C-2 :** La fraction carboxamide est le siège de l'action antibactérienne. Idéalement, l'amide ne devrait pas être substitué, mais la monosubstitution à l'aide d'un amide alkylaminométhylique activé est acceptable (bases de Mannich). À titre d'illustration, considérons le grand groupe alkyle sur le carboxamide de la rolitétracycline, qui a le potentiel de modifier l'équilibre céto-énol typique des systèmes conjugués en C-1, C-2 et C-3 et de réduire leur activité antibactérienne naturelle. Une perte d'activité se produit lorsque le groupe carboxamide est remplacé ou lorsque le carboxamide est déshydraté en nitrile équivalent.

- **Modification de la position C-4a :** L'hydrogène a en position C-4a des tétracyclines est nécessaire pour exercer une activité antibactérienne utile.

- **Modification des positions C-5 et C-5a :** L'activité est perdue lorsque le groupe hydroxyle en C-5 est alkylé. Les tétracyclines qui sont antibactériennes par nature ont un groupement méthylène non substitué en position C-5. L'oxytétracycline, en revanche, possède un groupe hydroxyle en C-5, est une substance puissante et a subi des modifications chimiques pour devenir plusieurs tétracyclines semi-synthétiques. Seuls les petits esters d'alkyle sont bénéfiques ; l'estérification n'est acceptable que si l'oxytétracycline libre peut être libérée in vivo. L'épimérisation a un impact négatif sur l'activité antibactérienne.

- **Modification en position C-6 :** L'action de la tétracycline n'est pas très influencée par le groupe méthyle en C-6. De nombreux substituts peuvent être utilisés en position C-6. Les tétracyclines ont généralement un groupe -méthyle et -hydroxyle à cet endroit. La déméclocycline est une chlortétracycline déméthylée en C-6 qui existe à l'état naturel et qui est très efficace. La doxycycline est produite lorsque le groupe hydroxyle en C-6 est enlevé, et elle possède des propriétés antibactériennes efficaces.

- **Les substituants C-7 et C-9 :** La position C-7 est plus sensible à la substitution électrophile en raison de la structure de l'anneau D aromatique. Certaines tétracyclines en C-7 subissent une substitution par des groupes électroattractifs tels que les groupes nitro et halogène, ce qui donne les tétracyclines les plus efficaces in vitro, mais ces molécules ont le potentiel d'être toxiques et cancérigènes. Les tétracyclines avec les groupes acétoxy, azido et hydroxyle en C-7 sont moins efficaces contre les bactéries.

- **substituants en C-10 :** L'action antibactérienne nécessite la fraction phénolique en C-10. Les parties C-9 et C-7 sont activées par la substitution en C-10 d'un groupe hydrogène para ou ortho.

- **Substituants C-11 :** Le groupement carbonyle en C-11 fait partie de l'un des systèmes de cétoénols conjugués nécessaires à l'activité antibactérienne.

· **Substituants en C-11a :** Aucune tétracycline stable n'est formée par des modifications en position C-11a.

· **Substituants C-12/12a :** Il doit subir une hydrolyse pour laisser la tétracycline active avec le groupe hydroxyle en position 12a, qui est nécessaire pour fournir une excellente action antibactérienne, et l'estérification du groupe hydroxyle conduit à l'incorporation du médicament dans les tissus en raison de la lipophilie plus élevée. Le système céto-énol est nécessaire à l'administration et à la fixation de ces médicaments.

14) <u>SAR de l'agent antifongique azolé</u>

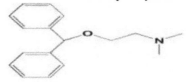

1. Les membres de la classe des azoles doivent avoir un cycle imidazole ou 1,2,4-triazole faiblement basique lié au reste de la structure par une liaison azote-carbone.
2. Les azoles antifongiques les plus efficaces ont deux ou trois cycles aromatiques, dont l'un au moins est substitué par un halogène (par exemple, 4,4-chlorophényle, 2,4-dichlorophényle ou 2,4-difluorophényle), ainsi que des groupes fonctionnels non polaires supplémentaires.
3. Les composés azolés efficaces ne peuvent être produits que par substitution par un halogène 2 et/ou 2,4 (fluor) ou par un acide sulfonique.
4. La substitution à d'autres endroits de l'anneau donne des composés inactifs.
5. La fonctionnalité non polaire confère une grande lipophilie aux azoles antifongiques.

15) <u>SAR des éthers d'éthanolamine antihistaminiques</u>

La structure de l'activité des éthers d'éthanolamine antihistaminiques peut être résumée comme suit :

· Le mal des transports est traité avec le sel de diphenhydramine 8-chlorotheophyllinate.

· La carboxamine, qui est un puissant médicament anti-histaminique, est constituée de composés avec les groupes p-Cl-Ph et 2-pyridyl aryl.
· La substitution du groupe méthyle du carbone alpha à la fonction éther donne un composé apparenté connu sous le nom de doxylamine.
· La clémastine, un composé chimique aux effets moins sédatifs, est créée par l'ajout d'un atome de carbone entre les atomes d'oxygène et d'azote.
· La setastine a un cycle hexahydroazépine à sept chaînons avec une substitution alkyle amine, qui a moins d'effets sédatifs.
· L'activité antihistaminique diminue et l'activité anticholinergique augmente avec

18

l'augmentation de la taille du groupe alkyle en C-2'.

·   La réduction de l'action anticholinergique et l'augmentation de l'activité antihistaminique sont les résultats de l'ajout de substituants alkyles en C-4'.

16) SAR de la cimétidine

Cimetidine

La structure générale de l'activité des antihistaminiques H2 contre l'ulcère peut être résumée comme suit :

·   La structure du médicament doit être très proche de celle de l'histamine.

·   L'anneau imidazole est maintenu pour l'affinité au site du récepteur H2.

·   La substitution du site C-4 contribue à la sélectivité H2 du médicament.

·   L'atome de soufre augmente la puissance par rapport aux atomes d'azote ou d'oxygène.

·   La puissance est accrue lorsque le nitrométhylène remplace le groupe N-cyanoamino.

·   Les guanidines dont les groupes électroattractifs ont été remplacés ont une basicité inférieure à celle de la guanidine.

·   Le remplacement de l'anneau imidazole par d'autres anneaux aromatiques donne d'autres produits utiles.

17) SAR de la méchloréthamine

·   Le remplacement de l'atome de soufre par de l'azote réduit la toxicité.

·   Le groupe 2-chloroéthyle est nécessaire à l'activité car c'est la seule façon de générer le cation aziridine. Plus tard, le cation aziridine rejoindra les alkylates de l'ADN.

·   Le médicament sera plus facilement disponible par voie orale après s'être lié au groupe amino.

·   La disponibilité du médicament par voie orale augmentera également avec l'ajout du groupe phényle substitué.

·   L'introduction d'un cycle aromatique augmente la stabilité du médicament.

·   Grâce à l'anneau aromatique, le médicament se diffuse plus largement dans l'organisme.

·   L'anneau benzimidazole permet une action locale et plus rapide du médicament.

·   Le benzimidazol diminue encore la demi-vie du composé.

18) SAR de la 6-mercaptopurine

· Jusqu'à 15-16 carbones dans la chaîne carbonée, l'activité du médicament augmente ; au-delà, elle diminue à nouveau.

· L'activité du médicament augmentera si le substituant en position 6 provoque une augmentation de la résonance à cet endroit.

· Le substitut hydrophobe renforce l'action du médicament lorsqu'il est introduit en position six.

· Selon le type de substitution, les substitutions en deuxième position peuvent ne pas affecter l'activité du médicament ou la réduire.

19) SAR du méthotrexate

Le transport du médicament à travers le système de transport du folate peut être augmenté en remplaçant la queue de glutamate par des substances lipophiles.

· L'entité thiourée peut augmenter l'activité du médicament.

· L'imidazol augmente l'action du médicament à la place du thiazole.

· L'interaction ligand-enzyme sera positivement influencée par les dérivés des tétrahydroquinazolines, où l'anneau dibenzodiazépine présentera les propriétés pharmacophoriques nécessaires à l'activité du médicament.

· La substitution aux positions 2nd, 3rd et 6th du noyau de la quinazolinone inhibe l'action du médicament.

· L'activité du médicament diminuera en raison d'une réduction de la propension du médicament à se lier à la DHFR aux endroits ortho et para de l'anneau phényle.

· La combinaison du médicament avec du cuivre peut également augmenter l'activité du médicament.

20) SAR de la nitroglycérine

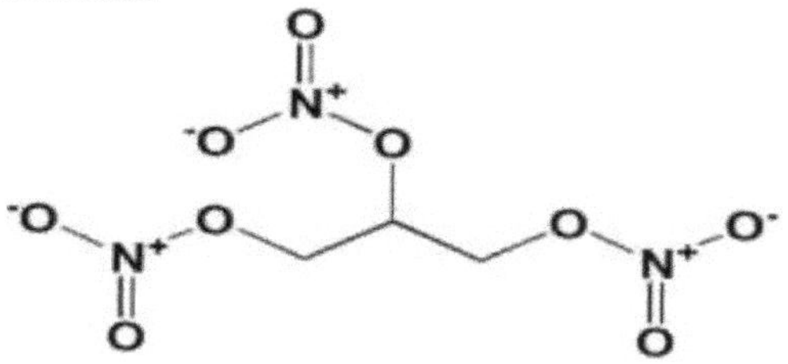

La structure générale de l'activité des médicaments antiangineux à base de nitrate organique peut être résumée comme suit :
La capacité du nitrate organique à activer la guanylate cyclase dépend du nombre de groupes nitrates présents.
L'augmentation du groupe nitrique augmente la puissance.
L'augmentation de la lipophilie n'a que peu ou pas d'impact sur l'activation du médicament.

21) SAR de l'isosorbidedinitrate

La structure générale de l'activité des médicaments antiangineux à base de nitrate organique peut être résumée comme suit :
La capacité du nitrate organique à activer la guanylate cyclase dépend du nombre de groupes nitrates présents.

. L'augmentation du groupe nitrique augmente la puissance.

. L'augmentation de la lipophilie n'affecte pas de manière significative l'efficacité d'un médicament.

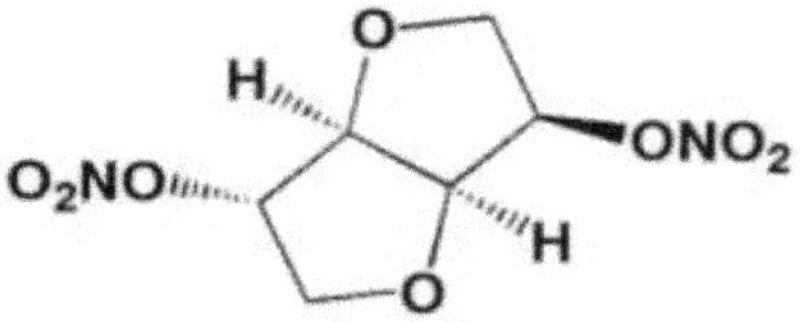

QCM

1] L'activité alpha et bêta maximale de l'épinéphrine est due à
a) Anneau de napthol
b) Anneau anthracénique
c) Anneau de catéchol
d) Anneau de phénanthrène

Ans- C) Anneau catéchol

2] L'amphétamine a la capacité de traverser la barrière hémato-encéphalique grâce à
a) Anneau non substitué sans groupe hydroxyle
b) Anneau avec groupe hydroxyle
c) Les deux
d) Aucun

Ans- a)Anneau non substitué sans groupe hydroxyle

3] L'adrénaline ne contient pas non plus de   type de groupe amino
a) Primaire
b) Secondaire

21

c) Tertiaire

d) Quaternaire

Ans- a) Primaire

4] Les bêtabloquants contiennent quel anneau

a) Benzène

b) Naphtalène

c) Anthracène

d) Aucun

ANS-b] Naphtalène

5] La pilocarpine possède quel type d'atome d'azote

a) Primaire

b) Secondaire

c) Tertiaire

d) Quaternaire

Ans -d] Quaternaire

6] Quels groupes attachés à la 7ème position du benzodiazépam augmentent l'activité ?

a) Groupes donneurs d'électrons

b) Groupe réducteur d'électrons

c) Les deux

d) Aucun

ANS- b) Groupe réducteur d'électrons

7] L'anneau présent dans la structure du barbital est

a) Pyridine

b) Pyrimidine

c) Furan

d) Oxole

ANS- b) Pyrimidine

8] L'acide barbiturique 5,5-disubstitué est la condition première pour que les barbituriques aient quelle propriété

a) Laxatif

b) Antiseptique

c) Sédatif, hypnotique

d) Aucune de ces réponses

ANS- c) Sédatif, hypnotique

9] Le barbital potentialise quel récepteur ?

a) Récepteur GABA

b) Récepteur neuronal de l'acétylcholine

c) Récepteur de glutamate

d) Kainite 2

ANS- a) Récepteur GABA

10]L'activité des médicaments adrénergiques dépend considérablement de la présence d'un groupe hydroxyle à l'intérieur de l'organisme.

a) C3 et C4 du cycle aromatique

b) C1 et C2 du cycle aromatique

c) C2 et C3 du cycle aromatique

d) C1 et C4 du cycle aromatique

ANS - a) C3 et C4 de l'anneau aromatique

11] L'anneau présent dans le Mestinon est

a) Pyrrole

b) Pyridine

c) Furan

d) Oxole

ANS- a) Pyridine

12] En raison de la présence du groupe   de charge, l' acétylcholine ne pénètre pas dans l'organisme.

membrane lipidique

a) Positif , Azote

b) Négatif , Azote

c) Positif et négatif sur l'azote

d) Aucun

Ans-c] Les effets sur l'azote sont à la fois positifs et négatifs

13] Lequel des éléments suivants n'est pas un inhibiteur du canal calcique de type dipiné ?

a) Verapamil

b) Nifedine

c) Félodipine

d) Amlodipine

ANS- a) Verapamil

14] L'anesthésique général suivant a une faible action myorelaxante

a) Ether

b) Oxyde nitreux

c) halothane

d) Isoflurane

ANS- b) Oxyde nitreux

15] Au niveau de la plaque terminale du muscle, la tubacurarine réduit la .

a) Nombre de canaux Na

b) Durée pendant laquelle le canal sodique reste ouvert

c) fréquence d'ouverture du canal sodique

d) tout ce qui précède

ANS- C) fréquence d'ouverture du canal sodique

16] Le D- sorbitol est isomère avec

a) Mannitol

b) saccharose

c) Glycérine nitrée

d) Acarbose

ANS- a) Mannitol

17] L'acide arachidonique contient combien de doubles liaisons ?

a) 2

b) 3

c) 4

d) 5

ANS -c) 4

18] La thyronine est synthétisée par la combinaison des éléments suivants

a) DIT + DIT

b) DIT + MIT

c) MIT + MIT

d) Aucune de ces réponses

ANS -DIT + MIT

19] Quelle hormone thyroïdienne est la plus active dans la nature...

a) T3

b) T4

c) Les deux

d) Aucun

ANS -a) T3

20] Quel est l'anneau commun présent dans les stéroïdes ?

a) Naphtalène

b) Benzène

c) Anneau cyclopentanoperhydrophénanthrène

d) Anthracène

ANS- a) Anneau cyclopentanoperhydrophénanthrène

21] La substance connue sous le nom de morphinans est produite lorsque le pont   en la structure de la morphine est supprimée.

a) 3,4-époxyde

b) 3,3-époxyde

c) 4,3-époxyde

d) 2,3-époxyde

Ans - a) 3,4-époxyde

22] Le lévorphanol est plus puissant que le ?

a) Butorphanol

b) Morphine

c) a et b

d) Aucune de ces réponses

Ans-b) Morphine

23] Quelle est l'activité du sulfamide ?

a) Anti-septique

b) Antipyrétique

c) Antibactérien

d) Aucune de ces réponses

Ans-c) Antibactérien

24] Dans la SAR des barbituriques, le remplacement de l'oxygène par un atome de soufre en position C4 et C6 réduit la ?

a) Propriété analgésique

b) Propriété antipyrétique

c) Activité hypnotique

d) Aucune de ces réponses

Ans-c) Activité hypnotique

25] Quelle est l'affirmation correcte ?

a) Le remplacement de l'hydroxyle alcoolique par -OCH3 rend le composé plus actif que la morphine.

b) Le remplacement de l'hydroxyle alcoolique par -OCH3 rend le composé moins actif que la morphine.

c) Le remplacement de l'hydroxyle alcoolique par -OCH3 rend le composé sans effet sur son activité sur la morphine.

d) Le remplacement de l'hydroxyle phénolique par -OCH3 rend le composé plus actif que la morphine.

Ans-a) Le remplacement de l'hydroxyle alcoolique par -OCH3 rend le composé plus actif que la morphine.

26]Le pouvoir antibactérien des kanamycines n'est pas affecté par l'élimination de la ?

a) 3'-OH

b) 4'-OH

c) Les deux a et b

d) Aucune de ces réponses

Ans- c) A la fois a et b

27] Dans la relation structure-activité de la méchloréthamine, le remplacement d'un atome de soufre par un atome d'azote aura pour effet

a) Augmenter la toxicité

b) n'affectent pas la toxicité

c) Réduire la toxicité

d) Aucune de ces réponses

Ans-c) Diminuer la toxicité

28] Dans la relation structure-activité de la nitroglycérine, l'augmentation du groupe nitrique provoque ?

a) Augmenter la puissance

b) Diminuer la puissance

c) N'affecte pas la puissance

d) Aucune de ces réponses

Ans- a) Augmentation de la puissance

29] Dans la relation structure-activité de la 6-mercaptopurine, le substitut hydrophobe renforce l'action du médicament lorsqu'il est introduit à quelle position ?

a) Position cinq

b) Poste six

c) Poste quatre

d) Aucune de ces réponses

Ans- b) Position six

30] Quel est le nom IUPAC correct de la méchloréthamine ?

a) 2-Chloro-N,N-bis-(2-chloroéthyl)-N-méthyléthane-1-amine

b) 3-Chloro-N-(2-chloroéthyl)-N-méthyléthane-1-amine

c) 2-Chloro-N-(2-chloroéthyl)-N-méthyléthane-1-amine

d) 2-Chloro-N-(2-chloroéthyl)-N-éthylméthane-1-amine

Ans-d) 2-Chloro-N-(2-chloroéthyl)-N-éthylméthane-1-amine

31] En ce qui concerne le médicament méchloréthamine (agents alkylants de la moutarde azotée), répondez aux questions suivantes

i. introduction d'un groupe phényle substitué A. action locale et plus rapide du médicament

ii. liaison du médicament avec le groupe amino

iii. introduction d'un cycle aromatique

B. augmenter la disponibilité de la voie orale

C. accroître la stabilité de la drogue

iv. introduction de l'anneau benzimidazolique D. augmentation de la disponibilité de la voie orale

a)   i-C, ii-A, iii-D, iv-B
b)   i-B, ii-D, iii-A, iv-C
c)   i-D, ii-C, iii-A, iv-B
d)   i-D, ii-B, iii- C, iv-A

Ans- d) i-D, ii-B, iii- C, iv-A

32] La méchloréthanamine est utilisée pour le traitement de

a)   goutte aiguë
b)   cancer de la prostate
c)   leucémie
d)   arythmie cardiaque

Ans- b) cancer de la prostate

33] Quel type d'anneau est présent dans la méchloréthamine ?

a)   anneau indole
b)   anneau de benzène
c)   cycloalcane
d)   aucun de ces éléments

Ans- d) Aucune de ces réponses

34] Le médicament chlorhydrate de promazine est principalement utilisé pour ?

a)   Traitement des crises de panique
b)   Traitement de la schizophrénie
c)   Prévention des arythmies
d)   Toutes les réponses ci-dessus

Ans- b) Traitement de la schizophrénie

35] Le barbital potentialise quel récepteur ?

a)   Récepteur GABA
b)   Récepteur neuronal de l'acétylcholine
c)   Récepteur de glutamate
d)   Kainate 2

Ans- a) Récepteur GABA

36] Lors du remplacement de N-CH3 par NCH2CH2Ph, l'activité change de ?

a) L'activité reste constante
b)   L'activité est multipliée par 2
c)   L'activité diminue de 2 fois
d)   L'activité est multipliée par 14

Ans- d) L'activité est multipliée par 14

37] Dans la relation structure-activité de la morphine, les substances chimiques les plus puissantes sont produites lorsque la double liaison en position C-7 est

a)   Saturé
b)   Insaturé

c) Les deux a et b

d) Aucune de ces réponses

Ans-a) Saturé

38] **"2-Acetoxy-N,N,N-triméthyléthanaminium"** est la nomenclature IUPAC de quel médicament ?

a) **Acétylcholine**

b) Cevimeline

c) Chlorure de trospium

d) Carvedilol

Ans- a) Acétylcholine

39] **Le mécanisme d'action de l'acétylcholine peut être dû à ?**

a) Antagonisme des récepteurs cholinergiques

b) Agonisme des récepteurs cholinergiques

c) Inhibition de l'anticholinestrase

d) Stimulation par l'anticholinestrase

Ans- b) Agonisme des récepteurs cholinergiques

40] **Dans la relation structure-activité des barbituriques, la ramification entraînera l'augmentation de l'activité des barbituriques.**

a) Médicament moins puissant

b) Médicament plus puissant

c) Les deux a et b

d) Aucune de ces réponses

Ans-b) Médicament plus puissant

41] **Dans la relation structure-activité de l'amine tertiaire, il est nécessaire d'avoir recours à la technique de l'acide sulfurique pour l'obtention d'un résultat satisfaisant.**

a) Activité opioïde

b) Activité analgésique

c) Activité antibactérienne

d) Activité antipyrétique

Ans-a) Activité opioïde

42] **Dans les céphalosporines, le groupe méthoxy en C-7 présente une plus grande résistance à l'hydrolyse en**

a) alpha-lactamase

b) gama-lactamase

c) bêta-lactamase

d) Aucune de ces réponses

Ans-c) Bêta-lactamase

43] **Dans la benzodiazépine, la substitution en position 3, 4 et 5 provoque ?**

a] Augmentation

b] Diminution

c] N'affecte pas l'activité

d] Aucune de ces réponses

Ans-b] Diminution

44] **L'oxydation du soufre en position 5th dans la phénothiazine diminue quelle activité ?**

a] Anti-septique

b] Antibiotique

c] Antipsychotique

d] Les deux a et b

Ans-c] Antipsychotique

45] Dans le SAR des barbituriques, le niveau le plus élevé d'activité hypnotique est obtenu par la somme des atomes de carbone dans les deux substituants en C-5, qui doit se situer entre ?

a] 5 à 6

b] 7 à 8

c] 6 et 10

d] 6 et 7

Ans-c] 6 et 10

46] Le pentobarbital est plus puissant que le

a] Amobarbital

b] Barbital

c] Phénobarbital

d] Aucune de ces réponses

Ans-a] Amobarbital

47] Dans la relation structure-activité de la morphine, le pontage de l'éthylène en C-6 et C-14 donne ?

a] Dérivé puissant

b] Dérivé moins puissant

c] Dérivé sans activité

d] Aucune de ces réponses

Ans-a] Dérivé puissant

48] Le lévorphanol est un analgésique plus puissant que le

a] Opium

b] Morphine

c] Codéine

d] Aucune de ces réponses

Ans-b] Morphine

49] L'activité antibactérienne de l'oxacepam est plus élevée en raison de sa meilleure capacité d'acylation lorsque le soufre est remplacé par l'acide sulfurique.

a] Chlore

b] Azote

c] Oxygène

d] Aucune de ces réponses

Ans-c] Oxygène

50] Dans la relation structure-activité de la méchloréthamine, le remplacement d'un atome de soufre par un atome d'azote aura pour effet de

a] Réduire la toxicité

b] Augmenter la toxicité

c] N'affecte pas la toxicité

d] Aucune de ces réponses

Ans-a] Diminution de la toxicité

Section II

Biosynthèse/ Synthèse

1. Biosynthèse des catécholamines-

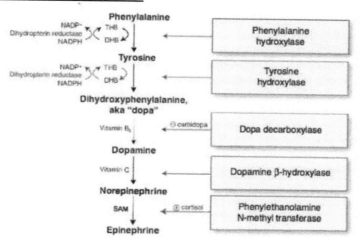

L'étape initiale de la biosynthèse des catécholamines est la tyrosine, qui se compose d'un anneau benzénique hydroxylée en position para et d'une chaîne latérale à deux carbones en position 1. Les cycles saturés en hydrogène sont produits par la liaison simple entre le carbone bêta et le carbone alpha. Le carbone alpha est relié aux groupes amino et acide carboxylique qui composent les acides aminés. L'enzyme limitant la vitesse, la tyrosine hydroxylase, 3-hydroxyle la tyrosine en dihydroxyphénylalanine (ortho par rapport à l'hydroxyle en position 4) (DOPA). En décarboxylant le carbone alpha dans la L-aminoacide aromatique décarboxylase, la première catécholamine, la dopamine, est produite (L-dihydroxy phényléthylamines). Lorsque le carbone bêta de la dopamine est hydroxylé, la norépinephrine est créée (par l'enzyme dopamine bêta-hydroxylase). L'acide ascorbique, une forme de vitamine C, est nécessaire comme cofacteur de l'enzyme dopamine bêta-hydroxylase.

L'enzyme phényléthanolamine-N-méthyltransférase méthyle le groupe amino sur le carbone alpha de la norépinephrine pour produire de l'épinéphrine (PNMT). L'activité tyrosine hydroxylase est l'étape limitant la vitesse de synthèse des catécholamines.

Le complexe noradrénaline-adénosine-triphosphate est produit par les terminaisons nerveuses adrénergiques et est encore conservé dans des vésicules. Outre la production et le stockage de la noradrénaline et de l'adrénaline, la médullosurrénale.

En rendant la membrane Ca++ du terminal nerveux plus perméable, les neurotransmetteurs sont libérés. La fusion des vésicules avec la membrane cellulaire est à l'origine de l'exocytose, qui est déclenchée par l'entrée de Ca++.

Les catécholamines sont produites par le cerveau, le système neurologique et les glandes surrénales, et l'organisme les libère en réponse à un stress mental ou physique.

Les catécholamines déclenchent la réaction de lutte ou de fuite de l'organisme. La dopamine, l'adrénaline et la noradrénaline sont des exemples de catécholamines.

2. Synthèse de la phényléphrine -

La phényléphrine est un agent sympathomimétique à action directe. Le chlorhydrate de phényléphrine est un sympathomimétique synthétique. En termes de chimie, le chlorhydrate de phényléphrine est un (-)-m-Hydroxy-alpha- [(méthylamino)méthyl] alcool benzylique. La seule chose qui le différencie de l'adrénaline est l'absence d'un groupe hydroxyle en position para de l'anneau aromatique.

• La phényléphrine aide à soulager la pression et la congestion des sinus et est utilisée pour traiter les douleurs nasales provoquées par le rhume des foins, les allergies et les rhumes. La phényléphrine peut traiter les symptômes, mais elle ne traite pas leurs causes sous-jacentes et n'accélère pas la guérison.

• En resserrant les vaisseaux sanguins de la membrane, il réduit la congestion et l'œdème.

• Il est utilisé pour traiter le glaucome à angle ouvert et augmente la taille de la pupille.

3. Synthèse du salbutamol

Le salbutamol est un médicament sympathomimétique. Le salbutamol ou albutérol, un médicament sélectif bêta-2

From: o-Hydroxy benzyl alcohol

adrénergique, remplace structurellement le méta-OH du catéchol par l'hexafluorure de soufre. groupe hydroxyméthyle.

• Pour faciliter la respiration, ce médicament détend les muscles lisses des poumons et élargit les voies respiratoires.

• Il est utilisé pour traiter l'emphysème, la bronchite et l'asthme.

4. Synthèse de la Tolazoline -

La tolazoline est un inhibiteur alpha-adrénergique synthétique, compétitif et non sélectif, dérivé de l'imidazoline. Elle joue le rôle d'antagoniste des récepteurs adrénergiques alpha-1 et alpha-2. Bien que cette substance partage une similarité structurelle avec d'autres imidazolines alpha-agonistes comme le néphazole et la xylométazoline, son nom chimique, 4,5-dihydro-2-(phénylméthyl) mono chlorhydrate, également connu sous le nom de 1H-imidazole, s'y réfère.

Il est créé en méthanolisant le phénylacétonitrile et en combinant un éther aminé avec de l'éthylène diamine.

30

- Il s'agit d'un vasodilatateur utilisé pour traiter les spasmes des vaisseaux sanguins périphériques (comme dans l'acrocyanose).
- La talazoline a été utilisée pour traiter l'hypertension pulmonaire persistante chez les nouveau-nés.

5. Synthèse du propranolol-

Chimiquement, il s'agit de 1-(isopropylamino)-3-(1-napthloxy)-2-propranol. Il appartient à la classe des aryles oxypropranolol amines. Bloqueur bêta 1 et bêta 2 non sélectif.

- L'isomère (S) est plus puissant. Sa structure est similaire à celle du pronéthalol (pont OCH3 entre la chaîne latérale aromatique et éthylamino).
- Ce médicament est utilisé pour traiter l'infarctus du myocarde, l'angine de poitrine, l'hypertension et l'arythmie cardiaque.
- Il est utilisé pour traiter les problèmes cardiaques, réduire l'anxiété et protéger des migraines. Le propranolol peut être utilisé pour réduire votre tension artérielle si vous souffrez de problèmes cardiaques.
- Contrôler des problèmes tels que la fibrillation auriculaire, qui provoque un rythme cardiaque irrégulier (arythmie).
- Augmentation de la tension artérielle. Traiter les affections qui provoquent des battements de cœur irréguliers, comme la fibrillation auriculaire (arythmie).

6. Biosynthèse de l'acétylcholine -

La production locale d'acétylcholine se produit dans le terminal nerveux cholérique par le mécanisme suivant : L'acétylcholine est fabriquée à l'aide de l'acide aminé sérine. En présence de sérine décarboxylase, la sérine est convertie en choline. La majorité de l'Ach est stockée en solution ionique dans de petites vésicules synaptiques, mais une certaine quantité de Ca libre se trouve également dans le cytoplasme des terminaux cholinergiques. Le transport actif de l'Ach dans ses vésicules synaptiques est influencé par un autre transporteur.

31

Acetyl-CoA + Choline → (cho-1 / Choline Acetyltransferase) → Acetylcholine

- L'Ach est essentielle à l'apprentissage, à la mémoire et au maintien de l'attention, ainsi qu'à l'augmentation de la vigilance au moment du lever.
- Il a été démontré que les troubles de la mémoire associés à la maladie d'Alzheimer sont liés à une altération du système cholinergique (produisant de l'acétylcholine) dans le cerveau.

7. Synthèse du Carbachol -

Le carbachol est un agent cholinergique qui agit directement. Le carbachol est un ester de l'acide carbamique. Il possède des propriétés nicotiniques et muscariniques en activant les récepteurs cholinergiques. Le chloroéthyluréthane est créé lorsque l'acide carbamique est combiné au dichloroéthane.

chauffé avec de la triméthylamine pour créer du carbachol.

- - Bien qu'il soit occasionnellement utilisé lors d'une chirurgie oculaire, le carbachol est le plus souvent utilisé.

pour traiter le glaucome.

- Le collyre Carbachol peut être utilisé par les patients atteints de glaucome pour réduire la pression intraoculaire.
- Dans de rares cas, il est utilisé pour réduire la taille des pupilles après une opération de la cataracte.

8. Synthèse de la néostigmine -

D'un point de vue chimique, il s'agit de 3-l[(Diméthylamino)carbonyloxy)-N,N,Triméthylbenzénaminium. Il existe des sels de néostigmine sous forme de bromure et de sulfate de méthyle. Il s'agit d'un inhibiteur réversible de l'acétylcholinestérase qui peut être utilisé avec l'atropine.

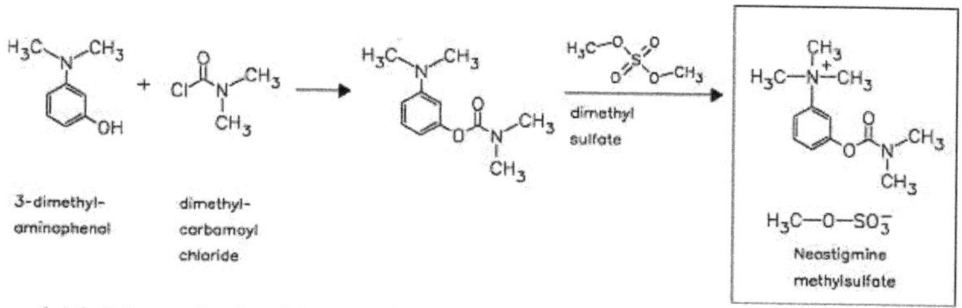

3-dimethyl-
aminophenol

dimethyl-
carbamoyl
chloride

dimethyl
sulfate

H₃C—O—SO₃⁻

Neostigmine
methylsulfate

Il est synthétisé à partir du chlorure de N , N- diméthylcarbonyle et du 3-diméthylamino phénol.

• La néostigmine injectable peut également être utilisée pour traiter ou prévenir certaines maladies rénales ou intestinales.
conditions.

• En outre, ce médicament est administré après une intervention chirurgicale pour aider à annuler les effets de certains médicaments utilisés pour détendre les muscles. Pour acheter ce médicament, il vous suffit d'obtenir une ordonnance de votre médecin.

9. Synthèse du bromure d'ipratropium -

Ce médicament est obtenu par estérification de la tropine et de l'acide tropique pour produire de l'atropine,

qui est ensuite traité avec du bromure d'isopropyle pour produire du bromure d'ipratropium.

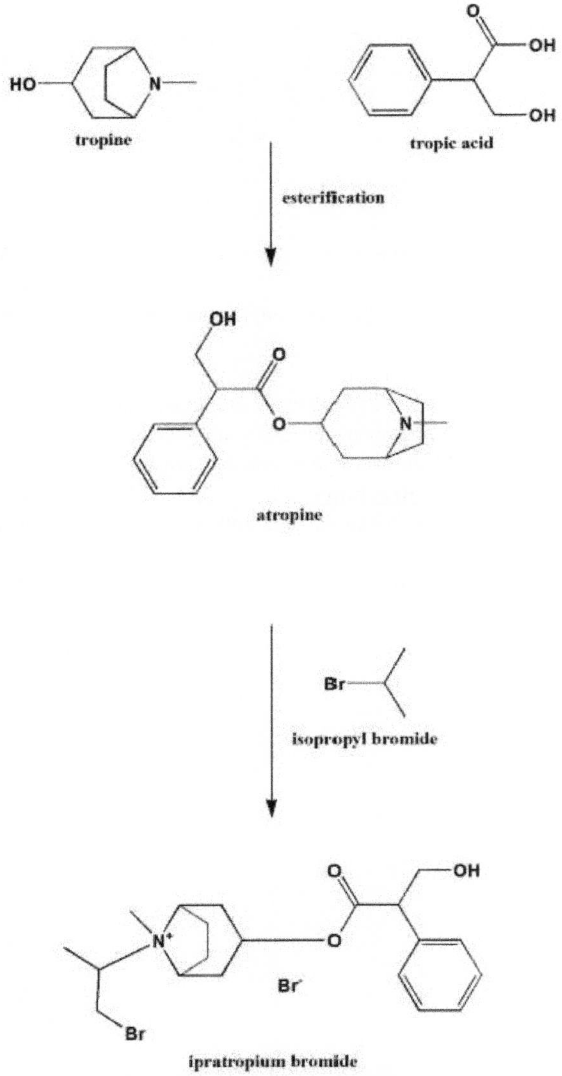

tropine

tropic acid

esterification

atropine

isopropyl bromide

ipratropium bromide

L'asthme, la BPCO et d'autres maladies respiratoires sont tous traités avec cet antagoniste muscarinique.

•   L'ipratropium en inhalation orale aide les personnes qui souffrent d'oppression thoracique, de toux, de respiration sifflante et d'essoufflement.

10. Synthèse du chlorhydrate de dicyclomine -

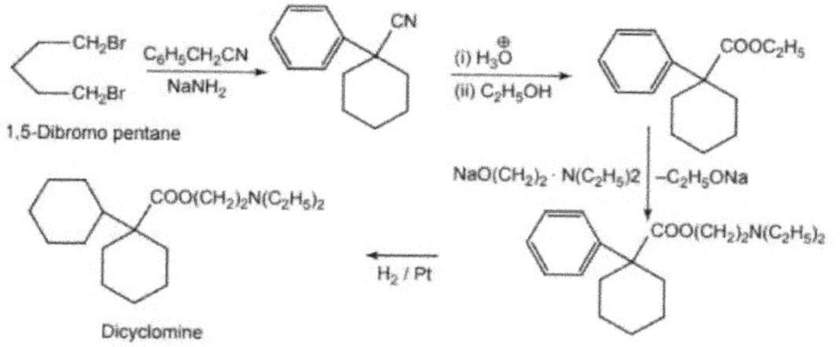

Dicyclomine

- Utilisé pour traiter les signes et les symptômes du syndrome du côlon irritable. La dicyclomine est un

appartient à la classe des médicaments connus sous le nom d'anticholinergiques.
- Il réduit les spasmes musculaires intestinaux en empêchant une substance chimique naturelle spécifique d'avoir un impact sur l'organisme.

11. Synthèse du chlorhydrate de procyclidine -

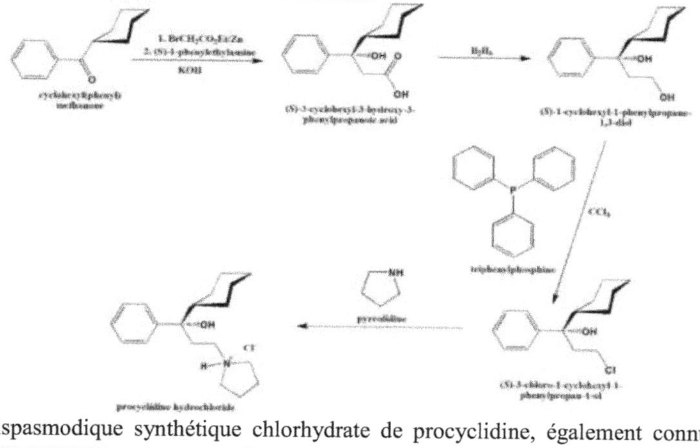

• L'antispasmodique synthétique chlorhydrate de procyclidine, également connu sous le nom de KEMADRIN, présente un niveau de toxicité minimal.
• Il a été démontré que le dysfonctionnement extrapyramidal provoqué par le parkinsonisme et l'utilisation de tranquillisants répondait bien à son traitement symptomatique (paralysie agitans).

12. Synthèse du diazépam -

Le nom chimique du diazépam est 7-chloro-1,3-dihydro-1-méthyl-5-phényl-1,4-benzodiazépine-2-one. Le produit intermédiaire est créé lorsque le chlorure de benzoyle et la 4- chloroaniline réagissent avec le chlorure de zinc et l'acylation de Friedel. Lorsqu'un produit intermédiaire est exposé au chlorure de chloroacétyle en présence d'ammoniaque, le nordiazépam est créé. En outre, la réaction entre la méthylation et le diazépam ne produit pas de diazépam.

35

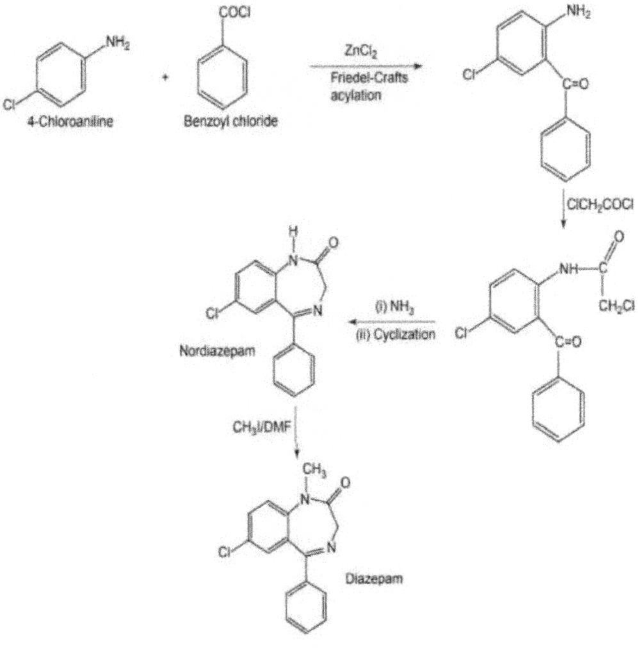
COCl
NH₂
Cl
4-Chloroaniline
+
Benzoyl chloride
ZnCl₂
Friedel-Crafts acylation
NH₂
Cl
C=O
ClCH₂COCl
O
NH—C
CH₂Cl
Cl
C=O
(i) NH₃
(ii) Cyclization
H
N
O
Cl
N
Nordiazepam
CH₃I/DMF
CH₃
N
O
Cl
N
Diazepam

- Il est utilisé pour traiter les crises d'épilepsie, les spasmes musculaires et les signes de sevrage alcoolique.

- Elle a également de puissants effets relaxants sur les muscles squelettiques et des propriétés amnésiantes,
- Il est utilisé comme anxiolytique, pour traiter les épisodes de panique et pour soigner l'insomnie.

13. <u>Synthèse de Barbital</u> -

Lorsque l'urée et l'ester diéthylmalonique sont mélangés à de l'eau oxygénée de sodium, on obtient du barbital.

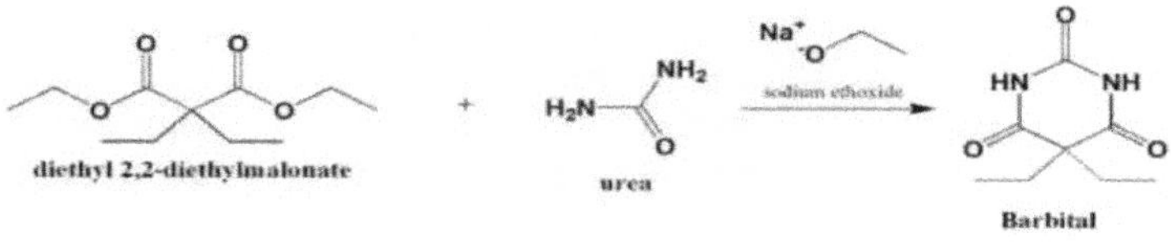
O
O
diethyl 2,2-diethylmalonate
+
NH₂
H₂N
O
urea
Na⁺ ⁻O
sodium ethoxide
O
HN
NH
O
O
Barbital

- Le barbital est une poudre cristalline blanche légèrement soluble qui est utilisée comme hypnotique et sédatif. De plus, il peut entraîner une dépendance.
- Le barbital est également utilisé en médecine animale pour traiter la dépression du système nerveux central.

14. <u>Chlorpromazine Hydrochloride</u> -

Le chlorhydrate de chlorpromazine est un dérivé de la phénothiazine et son nom chimique est 2-.

chloro-10-[3-(diméthylamine) propyl] phénothiazine monohydrochloride. La chlorpromazine est

produit par cyclisation de la 3-chlorodiphénylamine avec du soufre et une petite quantité d'iode comme catalyseur.

* Le chlorhydrate de chlorpromazine est une poudre cristalline blanche inodore.
* Un médicament appelé chlorpromazine est utilisé pour traiter les troubles psychotiques.
* Il contrôle également l'enthousiasme, la colère et l'agitation.
* Elle a des propriétés calmantes, anti-démangeaisons, anti-histaminiques et antiémétiques.

15. Synthèse de la phénytoïne -

La réaction du benzil avec l'urée en présence d'une base forte, telle que l'hydroxyde de sodium, et de la partie phényle produit la phénytoïne.

La phénytoïne réduit les crises d'épilepsie (convulsions), en particulier les crises tonico-cloniques (grand mal) et psychomotrices (lobe temporal), qui sont utilisées pour traiter l'épilepsie.

Il est également utilisé pour arrêter et contrôler les crises d'épilepsie qui se développent à la suite d'une opération du cerveau.

- Utilisé pour traiter l'épilepsie et les arythmies cardiaques.

16. Synthèse de l'éthosuximide -

L'ester cyanoacétique sujet à la condensation et la méthyléthylcétone Le cyanure d'hydrogène est ensuite ajouté. Le dinitrile généré est hydrolysé par voie acide et l'acide 2-méthyl-2-éthylsuccinique qui en résulte est ensuite décarboxylé. Ce produit chimique se combine à l'ammoniaque pour former le sel de diammonium qui, une fois chauffé, passe par l'hétérocyclisation pour produire l'éthosuximide.

* Les crises de petit mal absent sont traitées avec de l'éthosuximide (un type de crise dans

37

lequel il y a une très courte perte de conscience pendant laquelle la personne peut regarder droit devant elle ou cligner des yeux et ne pas répondre aux autres).

• L'éthosuximide fait partie de la classe des médicaments connus sous le nom d'anticonvulsivants.

• Il s'agit du traitement de choix pour les crises d'absence, qui permet d'éviter les crises chez plus de 60 % des patients et de réduire leur fréquence chez 20 à 30 % d'entre eux.

methylethylketone   ethyl cyanoformate   (E)-ethyl 2-cyano-3-methylpent-2-enoate

ethyl 2,3-dicyano-3-methylpentanoate   2-ethyl-2-methylsuccinic acid   Ethosuximide

• Plus tôt vous commencerez le traitement, plus efficace il sera (les meilleurs résultats sont obtenus si le traitement est initié dans les 1 à 3 mois suivant l'apparition des crises).

17. Synthèse de la carbamazépine -

La carbamazépine est produite en faisant réagir la 5H-dibenz[b,f]azépine avec du phosgène pour obtenir la 5-chlorcarboxy-5H-dibenz[b,f]azépine, puis en utilisant ce produit avec de l'ammoniaque pour obtenir le produit chimique désiré.

KOCN

5H-dibenz[b,f]azepine

Carbamazepine

• La carbamazépine est un médicament utilisé pour traiter l'épilepsie et les douleurs nerveuses.

• Pour traiter certains types de crises, les personnes atteintes d'épilepsie peuvent utiliser la carbamazépine seule ou en association avec d'autres médicaments.

• - Il est également utilisé pour traiter la névralgie du trijumeau (une affection qui provoque des douleurs au niveau du nerf facial).

• La carbamazépine, médicament antiépileptique, est utilisée pour traiter les crises focales et les crises de grand mal.

-

18. Synthèse de l'halothane -

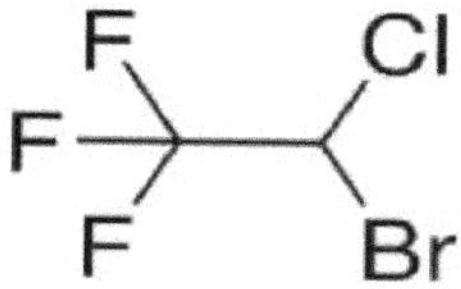

Le trifluorure d'antimoine et le trichloréthylène se combinent pour former le composé 2 chloro, 1, 1, 1- trifluride. L'halothane est créé lorsque ce produit chimique est traité en présence de brome.

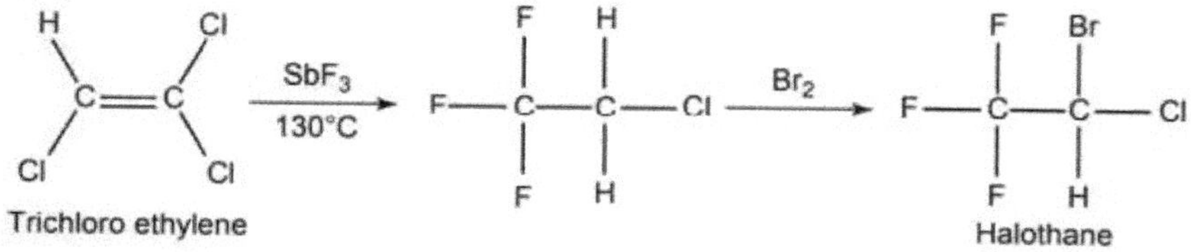

Trichloro ethylene   Halothane

- Il s'agit d'un type d'anesthésie volatile qui agit rapidement et sans provoquer d'hypoxie.
- La combinaison de l'halothane et du protoxyde d'azote augmente la puissance du médicament.
- Il est naturellement ininflammable et peut être stocké en toute sécurité.

19. Synthèse du méthohexital sodique -

Le nom chimique du 1-méthyl-5-allyl méthohexital de sodium est (1-méthyl-2-pentynyl). Il peut être administré par voie intraveineuse ou intramusculaire :

- Il est utilisé en chirurgie buccale comme hypnotique et anesthésique général.
- Dans les procédures gynécologiques, les examens génito-urinaires et la thérapie électroconvulsive, il agit comme un hypnotique et un anesthésique général.
- Par rapport à la thiopentone sodique, il est plus puissant.

Sa synthèse est la suivante,

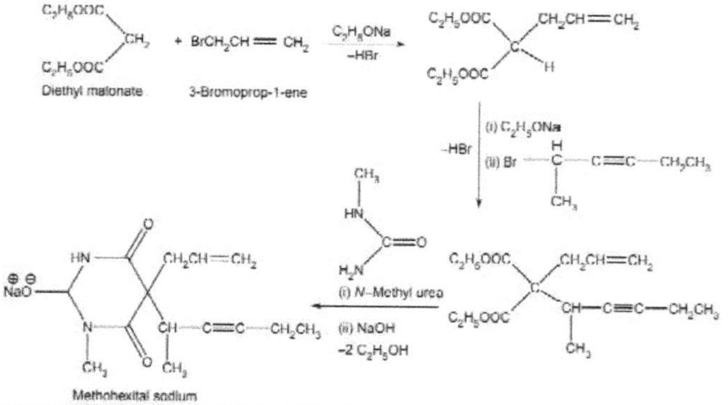

20. Synthèse du chlorhydrate de kétamine -

La kétamine est produite par le procédé de Grignard. Un alcali fort fait réagir le O-chlorobenzonitrile avec le bromocyclopentane pour créer une molécule d'époxyde, qui se transforme ensuite en kétamine libératrice.

39

2-Chlorobenzonitrile

Cyclopentyl
magnesium bromide

Ketamine hydrochloride

imine en présence de méthylamine. Elle se réarrange lorsqu'elle est chauffée en milieu acide et libère de la kétamine.

- Utilisation comme analgésique et anesthésique général.
- Les muscles lisses sont ainsi détendus.

Effets secondaires

- Il induit une confusion et des hallucinations.
- - Elle provoque une baisse de la tension artérielle et des tremblements musculaires.
- Des spasmes laryngés peuvent survenir.

21. Synthèse du citrate de fentanyl -

Le citrate de N-(1-phényléthyl-4-pipéridinyl) propion-anilide est le nom officiel du citrate de fentanyl. Sa structure est apparentée à celle des phénylpipéridines.

L'activité est quatre-vingt fois supérieure à celle de la morphine lorsque R' est un groupe substituant phényle. La N-(4- Piperidinyl) Aniline est produite par l'amination réductrice de la 4-pipéridone et de l'aniline, qui est ensuite combinée avec le chlorure de propionyle pour créer un amide. Le chlorure de phényle et d'éthyle est N- alkylés pour créer du fentanyl.

- Médicament utilisé pour traiter les douleurs cancéreuses sévères qui apparaissent même si le patient a déjà utilisé des opioïdes dans le passé.
- Il est également utilisé pour l'anesthésie pendant les interventions chirurgicales.
- Le citrate de fentanyl se fixe sur les récepteurs opioïdes du système nerveux central.

22. Synthèse du chlorhydrate de méthadone -

Il s'agit d'une drogue artificielle qui peut être prise par voie orale. Sa force est similaire à celle de la morphine, mais sa demi-vie est plus longue et le plaisir moindre. La drogue est biotransformée en métabolites inactifs dans le foie, qui sont ensuite éliminés dans l'urine.

La méthadone est créée par une réaction entre le 2,2-diphényl-4-(diméthylamino)Pentane Nitrile et un halogénure d'éthyle et de magnésium.

2,2-Diphenylacetonitrile   3-Chloro-1-dimethyl amino propane

Methadone

• Dans le cadre d'une stratégie thérapeutique reconnue, ce médicament est utilisé pour traiter la dépendance aux opiacés, en particulier à l'héroïne.

La méthadone fait partie de la catégorie des analgésiques opioïdes. Elle aide à prévenir les symptômes de sevrage qui accompagnent l'arrêt de l'utilisation d'autres opioïdes.

Effets secondaires :

• La dépendance physique de type morphinique, l'agitation, les nausées ou les vomissements, la respiration superficielle, les démangeaisons cutanées, l'augmentation de la transpiration et la constipation sont quelques-uns des effets indésirables physiques.

23. Synthèse de l'acide mafénamique -

Chimiquement, il s'agit de l'acide N-2,3-xylylanthranilique. Il produit des effets analgésiques à la fois cérébraux et périphériques.

L'acide mafénamique est produit lorsque le 2-bromobenzoate de potassium interagit avec la 2,3- diméthylbenzénamine en présence d'acétate de cuivre.

potassium 2-bromobenzoate   mefenamic acid

• L'acide méfénamique est un type d'analgésique utilisé pour réduire temporairement la douleur associée à la dysménorrhée.

• L'acide méfénamique est utilisé pour soulager les douleurs légères à modérées, telles que l'inconfort associé aux menstruations (douleurs survenant avant ou pendant les règles).

• L'acide méfénamique fait partie de la classe des médicaments connus sous le nom d'AINS. Il agit en empêchant le corps de produire une substance qui provoque la douleur, la fièvre et l'inflammation.

Effets secondaires :

41

- Toxicité hématopoïétique, somnolence, ulcération, nausées, vomissements et diarrhée

24. Synthèse de l'ibuprofène -

L'ibuprofène est produit selon deux procédés :

- - La technique **Boot** est un traitement commercial plus ancien qui a été développé par la Boot Pure Drug Company.
- Une technique plus récente est la **procédure Hoechst, qui a** été développée par la société Hoechst. La procédure Hoechst a été mise au point par la société Hoechst, tout en facilitant le processus Hoechst avec des catalyseurs.
- La méthode suivante est un processus de démarrage

- La polyarthrite rhumatoïde et l'arthrose sont toutes deux traitées avec des médicaments analgésiques et antipyrétiques.
- Il ne doit pas être utilisé pendant la grossesse ou l'allaitement car il peut passer dans le lait maternel et dans la circulation fœtale. Il provoque moins d'ulcères gastro-intestinaux que les salicylates.

25. Synthèse du chloramphénicol

- Le chloramphénicol, un antibiotique de la classe des amphénicol, a été utilisé pour la première fois en clinique en 1948.
- Il provient du microbe Streptomyces venezuelae, qui a été trouvé dans un échantillon de sol du Venezuela. Il est également synthétisé pour être utilisé dans l'industrie.
- Il contient de l'acétamide dichloro-substitué, qui possède une liaison amide, un cycle nitrobenzène et deux fonctions alcool.
- Il possède deux atomes de carbone chiraux. Les isomères L-thréo, D et L-erythro sont tous inactifs, seul l'isomère D-thréo étant la forme active.
- L'effet indésirable le plus dangereux du chloramphénicol est l'empoisonnement de la moelle osseuse, qui peut provoquer une anémie et le syndrome du balsy gris.

- Outre son rôle d'antibiotique, le chloramphénicol est également un inhibiteur de la synthèse des protéines, un métabolite d'Escherichia coli, un métabolite de Mycoplasma genitalium et un médicament antibactérien.
- Il est recommandé pour le traitement des infections graves causées par des souches bactériennes Gram-positives et négatives résistantes à la pénicilline-G et à l'ampicilline.
- Il est efficace contre Salmonella typhi, la grippe A et S. pneumoniae. Le traitement de la méningite et des infections urinaires est également suggéré.

26. Synthèse de la chloroquine

La chloroquine peut être fabriquée en combinant la 4,7-dichloroquinoline avec la 4-diéthylamino-1-méthylbutylamine à 180 °C.

4,7-dichloroquinoline   4-diéthylamino-1-méthylbutylamine   chloroquine

- Il est utilisé dans le traitement et la prévention de la malaria.
- L'utilisation du médicament doit dépendre du rapport risque/bénéfice, mais il est efficace dans le traitement de l'infection par le corona virus.

27. Synthèse de la pamaquine

- L'aldéhyde propénique est produit par la déshydratation du glycérol. L'acide sulfurique est un agent déshydratant.
- Tautomérisation : 4 méthoxy 2-nitro propène aldéhyde (forme céto) converti en forme énol

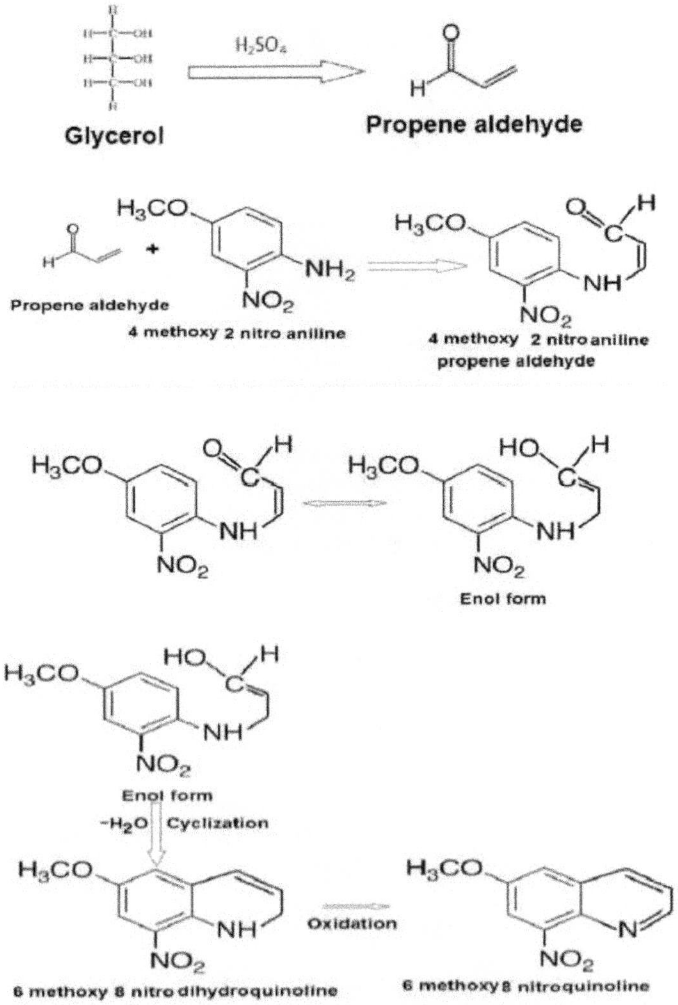

Glycerol → Propene aldehyde (H_2SO_4)

Propene aldehyde + 4 methoxy 2 nitro aniline → 4 methoxy 2 nitroaniline propene aldehyde

Enol form

Enol form
$-H_2O$ | Cyclization

6 methoxy 8 nitro dihydroquinoline → Oxidation → 6 methoxy 8 nitroquinoline

- La forme énol subit une cyclisation pour donner 8 nitro 6 méthoxy dihydroquinoline, qui est ensuite oxydée pour donner 8 nitro 6 méthoxy quinoline.
- La sixième réduction méthoxy de la 8 nitro quinoline donne 8 amino. Six-méthyl quinoléine

44

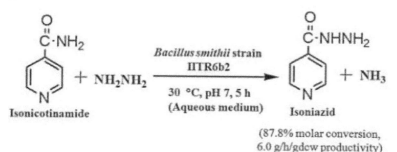

8Amino6 methoxy quinoline

2-chloro diethyl amino pentane

pamaquine

La pamaquine est créée lorsque le 2 chloro diéthyl amino pentane interagit avec le 8 amino 6 méthoxy quinoline.

Efficace contre le plasmodium au stade hépatique.

• Fournir un traitement drastique pour le stade hépatique de P. Vivax et P. Ovale.

• Comme il affecte également les gamétocytes, il est désormais possible de recourir à des médicaments préventifs.

• Utilisé avec la chloroquine pour éradiquer totalement la malaria.

• Un effet secondaire du déficit en G6 phosphate déshydrogénase est l'hémolyse.

28. Synthèse de l'isoniazide

Isonicotinamide + NH_2NH_2 → *Bacillus smithii* strain IITR6b2, 30 °C, pH 7, 5 h (Aqueous medium) → Isoniazid + NH_3

(87.8% molar conversion, 6.0 g/h/gdcw productivity)

• L'isoniazide, médicament contre Mycobacterium tuberculosis, est utilisé pour traiter les infections provoquées par cet agent pathogène. Les avantages de l'isoniazide en tant que traitement de l'infection tuberculeuse active et latente, ainsi que son fonctionnement et les raisons pour lesquelles il ne doit pas être utilisé, sont expliqués dans cet exercice.

• L'isoniazide est bactéricide pour les mycobactéries qui se divisent rapidement, mais bactériostatique pour celles qui se développent lentement.

• Il permet de traiter systématiquement les infections tuberculeuses aux stades latent et actif.

• Il était couramment utilisé pour traiter le complexe M. Avium en association avec la rifampicine et l'éthambutol.

29. Synthèse de l'acide para amino salicylique

L'acide 4-aminosalicylique, parfois connu sous le nom d'acide para-aminosalicylique (PAS), est un antibiotique principalement utilisé pour traiter la tuberculose. Il est commercialisé sous le nom de Paser, entre autres. La façon la plus efficace de traiter la tuberculose active résistante aux médicaments est de l'associer à d'autres médicaments antituberculeux.

p-Amino salicylic acid

- L'acide para-aminosalicylique est utilisé pour traiter la tuberculose et les infections bactériennes.
- L'acide para-aminosalicylique est un composant des antibiotiques. La vitamine acide folique, nécessaire à la reproduction bactérienne, empêche les bactéries de le produire.

30. Synthèse de la ciprofloxacine

La famille des antibiotiques fluoroquinolones comprend la ciprofloxacine. Elle est utilisée pour traiter un certain nombre de maladies bactériennes et figure sur la liste des médicaments essentiels de l'Organisation mondiale de la santé. Une synthèse en sept étapes avec un rendement global de 49 % et un temps de réaction de plus de 24 heures a été mise au point dans les années 1980 par Bayer AG. Plus tard, la même séquence d'événements a été réalisée avec un rendement légèrement supérieur (57 %) mais nécessitant un temps de réaction plus long (plus de 100 heures).

- Utile dans les infections thoraciques (y compris la pneumonie), les infections cutanées et osseuses, les infections sexuellement transmissibles (IST), la conjonctivite, les infections oculaires, les infections de l'oreille.

31. Synthèse de l'acyclovir

* La guanosine est un nucléoside purique dont l'acyclovir est un analogue synthétique.
* Parmi un groupe de nucléosides acycliques à action antivirale, c'est le plus efficace.
* D'un point de vue chimique, il s'agit de la 2-amino-9-(2-hydroxyéthoxyméthyl)-1H-purin-6-one.

* En s'intégrant dans la chaîne d'ADN viral en expansion et en arrêtant la polymérisation, l'acyclovir inhibe de manière compétitive l'ADN polymérase virale après avoir été converti in vivo en métabolite actif acyclovir triphosphate par la thymidine kinase virale.

* Le virus de l'herpès simplex de type 1 et 2, le virus varicelle-zona et d'autres membres de la famille des virus de l'herpès peuvent tous être traités par l'acyclovir.
* Il guérit le zona (causé par l'herpès zoster), la varicelle et les boutons de fièvre autour de la bouche causés par l'herpès simplex.
* Il est également utilisé pour traiter les poussées d'herpès génital.

32. Synthèse de la nitrofurantoïne

L'antibiotique oral nitrofurantoïne est largement utilisé pour traiter les infections urinaires aiguës de manière temporaire ou permanente. La nitrofurantoïne est l'un des médicaments qui affectent le plus fréquemment le foie. Elle peut provoquer un syndrome de type hépatite aiguë ou chronique, qui peut être très grave et conduire à une cirrhose ou à une insuffisance hépatique.

47

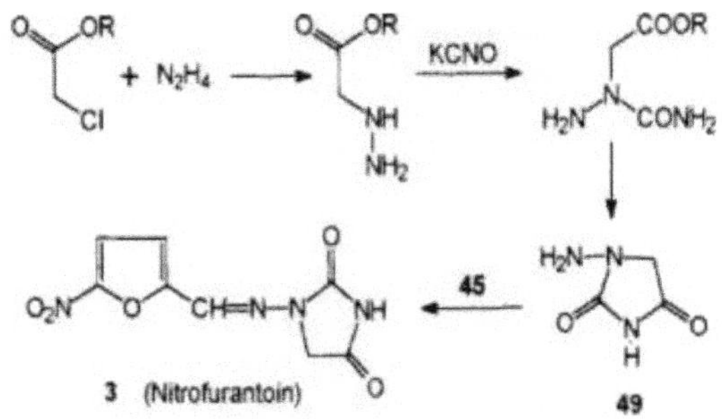

3 (Nitrofurantoïn)

- Les infections urinaires sont traitées par la nitrofurantoïne. La nitrofurantoïne appartient à la catégorie des antibiotiques.
- Il agit en éradiquant les germes responsables de l'infection.
- Les rhumes, la grippe et d'autres infections virales ne peuvent pas être traités avec des antibiotiques tels que la nitrofurantoïne.

33. Synthèse du miconazole
- Le miconazole est un dérivé synthétique antifongique de l'imidazole.
- Chimiquement, il s'agit de 1-[2-(2,4-dichlorophényl)-2-[(2,4-dichlorophényl)méthoxyléthyle].
- Le mécanisme d'action est le même que celui du Clotrimazole.

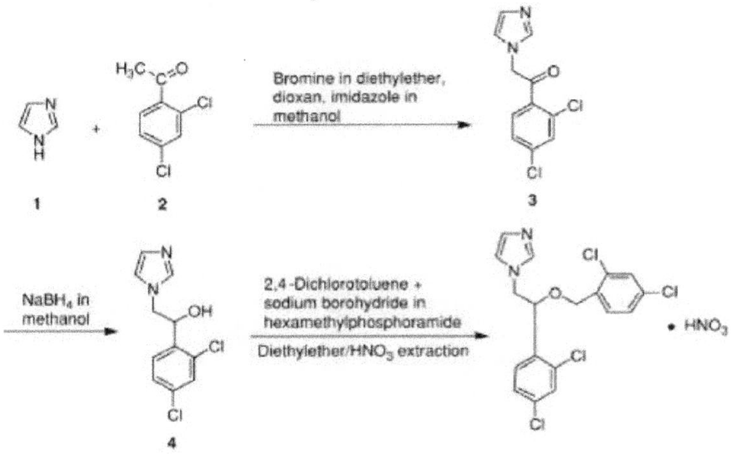

- Le médicament miconazole est utilisé pour traiter les infections cutanées causées par le candida.
- Il est destiné à traiter les infections fongiques systémiques graves, telles que la candidose, la cryptococcose et la coccidioïdomycose.
- Il est également utilisé pour traiter les candidoses cutanéo-muqueuses persistantes et les candidoses vaginales.

34. Synthèse du tolnaftate
- Le tolnaftate, un dérivé du thiocarbamate, peut être fongicide ou fongistatique.
- Le tolnaftate appartient au groupe de médicaments connus sous le nom d'antimycosiques

48

allylamines.

• Il s'agit d'une enzyme membranaire appelée squalène-2,3-époxydase qui est un inhibiteur sélectif, réversible et non compétitif. L'inhibition favorise la perméabilité de la membrane, perturbe la structure cellulaire et provoque la mort de la cellule en raison de l'accumulation de squalène et de la carence en ergostérol, deux composants essentiels des parois cellulaires fongiques.

2-Naphthol

Tolnaflate

• Le tolnaftate, un thioester du B-naphtol, possède des propriétés fongicides contre les dermatophytes tels que Trichophyton, Microsporum et Epidermophyton spp. qui peuvent entraîner des infections de la teigne superficielle. Il est utilisé pour traiter la teigne, l'eczéma marginé et le pied d'athlète.

• Il est utilisé dans des médicaments conçus pour être utilisés avec des ongles artificiels afin de réduire l'incidence de la teigne dans les lits d'ongles.

35. Synthèse du métronidazole

• - Le métronidazole est un dérivé synthétique du 5-nitroimidazole ayant des effets antibactériens et antiprotozoaires.

• Il s'agit d'un promédicament sélectif pour les bactéries anaérobies.

• Chimiquement, il s'agit de 2-(2-méthyl-5-nitroimidazol-1-yl)éthanol.

• Ils ont la capacité de réduire le groupe nitro au niveau intracellulaire et de créer des intermédiaires, dont le nitroso. Ils peuvent rompre l'hélice de l'ADN par covalence.

en s'y attachant, bloquant ainsi la formation d'acides nucléiques bactériens, qui finissent par s'accumuler.

entraîne la mort des cellules bactériennes.

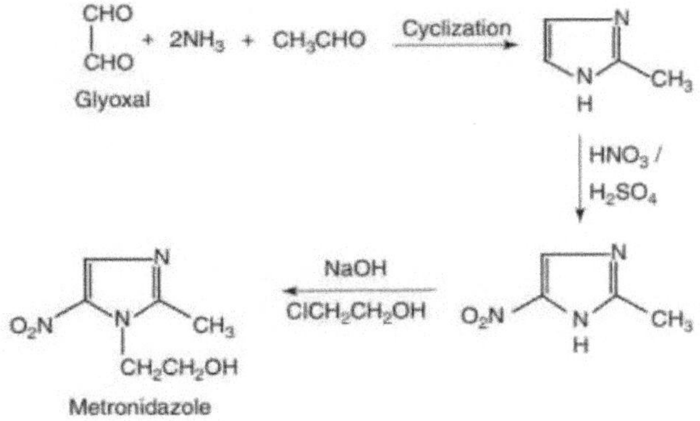

- Les protozoaires et les bactéries anaérobies sont tous deux sensibles aux effets du métronidazole.
- Le médicament possède des capacités amébicides efficaces et est efficace contre l'amibiase intestinale et hépatique.
- Deux autres maladies protozoaires, la giardiase et la balantidiase, répondraient également favorablement à son application.

36. Synthèse du citrate de diétylcarbamazine

- En modifiant les membranes des organelles des microfilaires, le citrate de diéthylcarbamazine microfilaricide provoque la mort cellulaire.
- Il empêche la métabolisation de l'acide arachidonique par les microfilaires. Par conséquent, les microfilaires sont plus sensibles aux attaques de l'immunité innée.
- Sa composition chimique est la suivante : N,N-diéthyl-4-méthylpipérazine-1-carboxamide ; acide 2-hydroxypropane1,2,3-tricarboxylique.

Méthode I

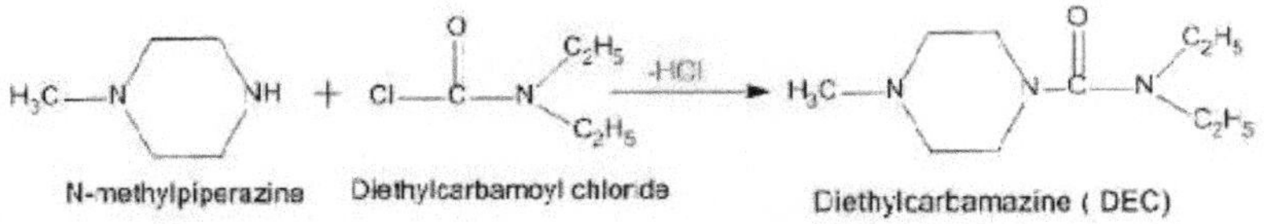

Méthode II

50

N-methylpiperazine + Phosgene $\xrightarrow{-HCl}$ → Diethylamine ($-HCl$) → Diethylcarbamazine (DEC) + citric acid → Diethylcarbamazine citrate (DEC)

51

- Le premier médicament contre la filariose provoquée par le ver Wuchereria bancrofti est le citrate de diéthylcarbamazine.
- Utilisé pour traiter l'éosinophilie

37. Synthèse du mébendazole

- Le mébendazole, médicament anthelminthique, est un dérivé synthétique du benzimidazole.
- Il s'agit chimiquement de N-(6-benzoyl-1H-benzimidazol-2-yl)carbamate de méthyle.
- Il inhibe principalement la production de microtubules en interagissant avec le site de liaison à la colchicine de la B-tubuline, empêchant la polymérisation des dimères de tubuline dans les cellules intestinales du parasite.
- Le mébendazole est un médicament antihelminthique à large spectre fréquemment utilisé pour traiter les maladies causées par les vers ronds (oxyures et ankylostomes).
- L'ascaris, l'ascaris filiforme, l'oxyurose et la trichinose intestinale peuvent tous être des maladies infectieuses.

peuvent être traitées avec succès si elles sont détectées suffisamment tôt, avant qu'elles ne se propagent aux tissus au-delà du tube digestif.

38. Synthèse du sulfacétmide

- Le sulfacétamide, un dérivé synthétique du sulfanylacetamide ayant une activité bactériostatique, présente une large gamme d'activités.
- D'un point de vue chimique, il s'agit de N-(4-aminophényl)sulfonylacétamide.

Il partage les caractéristiques générales et le mode d'action des sulfamides.

H_2N—⟨benzene⟩—SO_2NH_2 $\xrightarrow[-H_2O]{(CH_3CO)_2O}$ CH_3CONH—⟨benzene⟩—$SO_2NHCOCH_3$

4-Aminobenzenesulphonamide
(or)
Sulphanilamide

$-CH_3COOH$ | Partial hydrolysis

H_2N—⟨benzene⟩—$SO_2NHCOCH_3$

Sulphacetamide

- Le sulfacétamide est un antibactérien, un inhibiteur de la dihydroptéroate synthase, un antimicrobien et une substance anti-infectieuse qui remplit ces fonctions.
- Il est administré par voie orale pour traiter les infections des voies urinaires et appliqué par voie topique pour traiter les infections cutanées.

39. Synthèse du sulfaméthoxazole

- La combinaison la plus populaire de triméthoprime et de sulfaméthoxazole, un antibiotique bactériostatique de la famille des sulfamides, est connue sous le nom de "Bactrim".
- Il s'agit d'une molécule d'isoxazole (1,2-oxazole) avec un substituant méthyle en position 5 et un groupe 4-aminobenzènesulfonamido en position 3.
- Sa composition chimique est la suivante : 4-amino-N-(5-méthyl-1,2-oxazol-3-yl)benzènesulfonamide.
- Il partage les caractéristiques générales et le mode d'action des sulfamides.

3-amino-5-methlyisoxazol   p-acetamido benzene sulfonyl chloride   sulfamethoxazole

- Les infections bactériennes sont traitées par le sulfaméthoxazole.

- Il sert de xénobiotique, d'allergène médicamenteux, d'agent antibactérien, d'agent anti-infectieux, d'agent antimicrobien et d'agent antimicrobien.

40. Synthèse du triméthoprime

- Le triméthoprime est un dérivé synthétique de la triméthoxybenzyl-pyrimidine, qui possède des propriétés antibactériennes et antiprotozoaires.

- Sa composition chimique est la suivante : 5-[(3,4,5-triméthoxyphényl)méthyl]pyrimidine-2,4-diamine.
- Il inhibe la dihydrofolate réductase bactérienne. Il se lie fermement à la dihydrofolate réductase bactérienne.

et bloque la transformation du dihydrofolate en tétrahydrofolate.
• Les sulfamides augmentent la capacité de cet agent à tuer les germes.
• Les infections urinaires non compliquées sont les seules affections pour lesquelles le triméthoprime est prescrit.

41. Synthèse de la dapsone
• La dapsone est un dérivé synthétique de la diamino-sulfone qui possède des propriétés antibactériennes et anti-inflammatoires.
• Sa composition chimique est la suivante : 4-(4-aminophényl)sulfonylaniline.
• Il partage un grand nombre de caractéristiques et de modes d'action avec les sulfamides. Mycobacterium leprae est l'organisme contre lequel il est le plus fréquemment utilisé, malgré le fait que

54

qu'il est efficace contre une grande variété de germes.

• La dapsone, inhibiteur de la synthèse de l'acide folique, est utilisée pour traiter la lèpre et la nocardiose.

• En outre, il agit comme un antipaludéen, un anti-infectieux et un analgésique.

42. Synthèse de la procaïne

Il existe deux techniques pour fabriquer la procaïne, communément appelée novocaïne, et l'ester éthylique de l'acide 4-aminobenzoïque (2.1.1). La première technique consiste en une réaction directe entre le 2-diéthylaminoéthanol et l'ester éthylique de l'acide 4-aminobenzoïque en présence d'éthoxyde de sodium.

La procaïne est administrée par voie orale ou intraveineuse pour traiter les douleurs arthritiques, le "durcissement des artères" du cerveau (athérosclérose cérébrale), la démence, la dépression, la chute des cheveux, l'hypertension artérielle et les troubles de la fonction sexuelle. La procaïne est un anesthésique local injectable qui ne peut être obtenu que sur ordonnance.

43. Synthèse de la mépivacaïne

La mépivacaïne est obtenue en combinant le bromure de 2,6-diméthylanilinomagnésium, qui est une molécule d'origine végétale.

55

créé à partir de 2,6-diméthylaniline et de bromure d'éthylmagnésium, avec l'ester éthylique de l'acide 1- méthylpipérindine-2-carboxylique.

La mépivacaïne est utilisée par infiltration locale, par des techniques de bloc nerveux périphérique et par des traitements neuronaux centraux tels que les blocs épiduraux et caudaux, afin d'obtenir une anesthésie locale ou régionale ainsi qu'une analgésie.

44. Synthèse de la metformine

La metformine, également connue sous le nom de N,N-diméthylimidodicarbonimidic diamide hydrochloride, est un hypoglycémiant oral utilisé pour traiter le diabète. Il est généralement produit en chauffant du dicyano diamide et du chlorhydrate de diméthylamine à 120-140 °C pendant 4 heures, ce qui permet d'obtenir 69 % du produit.

La metformine peut vous aider à contrôler votre taux de glucose (sucre) dans le sang. Vous absorbez moins de glucose à partir des aliments et votre foie en produit moins. De plus, la metformine améliore la façon dont votre corps répond à l'insuline, une hormone qui contrôle normalement les niveaux de sucre dans le sang.

45. Synthèse du tolbutamide

Le P-toluène sulfonamide et l'isocyanate de butyle sont ajoutés ensemble pour créer le tolbutamide dans le processus de fabrication de l'huile d'olive et de l'huile d'olive.

CH₃ ... (schéma)

Toluene → **4-Methylbenzene-1-sulphonyl chloride** (ClSO₃H, −H₂O) → **4-Methylbenzenesulfonamide** (NH₃, −HCl)

CICOOC₂H₅ Ethyl chloro formate | Pyridine −HCl

Tolbutamide ← (CH₃(CH₂)₃NH₂, −C₂H₅OH) ← **Ethyl-N-p-tolyl sulphonyl carbamate**

présence de triéthylamine et de tétrahydrofurane.

Associé à un régime alimentaire nutritif et à une activité physique régulière, le tolbutamide aide les personnes atteintes de diabète de type 2 à contrôler leur taux élevé de sucre dans le sang. Il peut être utilisé en association avec d'autres médicaments contre le diabète. La réduction du risque de maladie rénale, de cécité, de lésions nerveuses, d'amputation des membres et de problèmes liés à la fonction sexuelle sont autant d'avantages liés au contrôle de l'hyperglycémie. **46. Synthèse de la caféine**

La théophylline peut réagir avec le monoxyde de carbone et le méthanol pour créer synthétiquement de la caféine, ou elle peut être méthylée avec d'autres xanthines.

1,3-dimethylurea + **ethyl 2-cyanoacetate** → (NaOEt, EtOH) → **1,3-dimethyl-4-amino-5-nitrosouracil** (NO) (HCO₂/H₂O, Pd(C))

1,3-dimethyl-4,5-diamino-uracil → **1,3-dimethyl-4-amino-5-formaminouracil** (CH₃)₂SO₄ → **theophyllin** → **caffein**

La caféine augmente l'activité du cerveau et du système nerveux car c'est un stimulant. Elle encourage également le corps à produire et à libérer des substances chimiques telles que le cortisol et l'adrénaline. À petites doses, la caféine peut vous rendre alerte et concentré.

47. Synthèse de la phentermine

Les processus suivants peuvent être utilisés pour créer de la phentermine à partir de benzaldéhyde et de 2-nitropropane : Le 2-nitropropane et le benzaldéhyde interagissent dans une réaction de Henry modifiée.

57

L'hydrogène est utilisé pour diminuer le groupe nitro sur un catalyseur au nickel de Raney.

Les capsules orales de Phentermine sont utilisées pour traiter l'obésité pendant quelques semaines seulement. Ce médicament favorise la perte de poids chez les personnes en surpoids ou obèses qui présentent certains facteurs de risque pour la santé. Certains de ces facteurs de risque comprennent le diabète, l'hypercholestérolémie et l'hypertension artérielle.

48. Synthèse du thiopental sodique

Le thiopental est obtenu par alkylation de l'ester éthylmalonique avec du 2-bromopentane en présence d'éthoxyde de sodium, également connu sous le nom d'acide 5-éthyl-5-(1-méthylbutyl)2-thiobarbiturique. L'ester éthyl-(1-méthylbutyl)malonique résultant est hétérocyclisé avec la thiourée en utilisant l'éthoxyde de sodium comme base.

Le pentothal (thiopental sodique pour injection, usp) est utilisé à diverses fins, notamment comme anesthésique unique pour des interventions de courte durée (15 minutes), pour induire une anesthésie avant l'administration d'autres anesthésiques, pour renforcer l'anesthésie régionale et pour induire l'hypnose pendant une anesthésie équilibrée avec d'autres anesthésiques.

49. Synthèse de la valporate

Une solution d'éthanol et d'éthoxyde de sodium est chauffée à une certaine température, le malonate de diéthyle et le 1-bromopropane sont dissous et le mélange résultant est progressivement ajouté. Après deux heures, le mélange est chauffé et porté à reflux, puis la température est ramenée à 110 DEG.

58

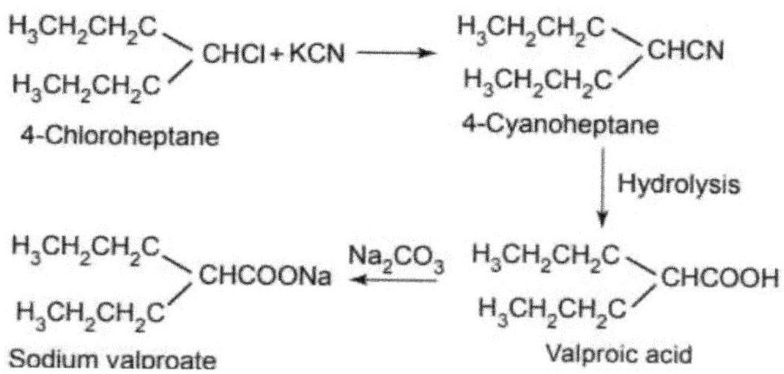

Valproate de sodium Acide valproïque

Le sel valproate est un type de médicament anticonvulsivant (ou antiépileptique). Il arrête les crises d'épilepsie en réduisant l'activité électrique excessive dans le cerveau. L'incertitude entoure la méthode précise par laquelle ce médicament traite le trouble bipolaire.

50. Synthèse de l'amitriptyline

L'amitriptyline est créée lorsque le produit chimique 10,11-dihydro-N,N-diméthyl-5H-dibenzocyclohepten-5-one réagit avec le bromure de 3-diméthylaminopropylmagnésium.

L'acide chlorhydrique est ensuite utilisé pour déshydrater l'alcool tertiaire obtenu.

Ce médicament est utilisé pour traiter la dépression ainsi que d'autres troubles mentaux et émotionnels. Vous pourriez vous sentir plus heureux et plus détendu, ressentir moins de stress et d'anxiété, mieux dormir et avoir plus d'énergie. Ce médicament appartient au groupe des antidépresseurs tricycliques.

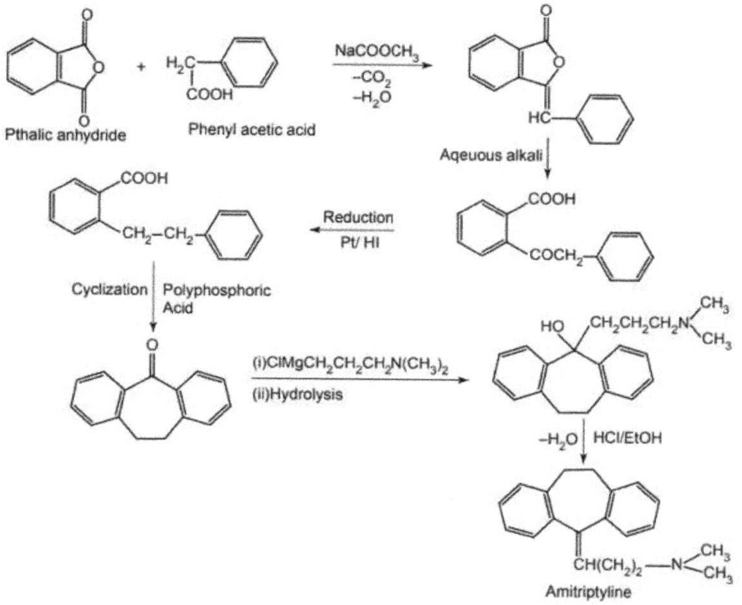

QCM

59

1. **Quelle peut être la nomenclature IUPAC correcte de la norépinéphrine ?**
a) (R)-4-(1-Hydroxy-2-(méthylamino)éthyl)benzène-1,2-diol
b) (R)-4-(2-amino-1-hydroxyéthyl)benzène-1,2-diol
c) (R)-3-[-1-hydroxy-2-(méthylamino)éthyl]phénol
d) (R)-4-(2-amino-1-phényl)benzène-1,2-diol
ANS- b) (R)-4-(2-amino-1-hydroxyéthyl)benzène-1,2-diol

2. **Le médicament noradrénaline est principalement utilisé pour ?**
a) Hypertension artérielle
b) Hypertension artérielle
c) Myélomes
d) Cancer de la prostate
ANS- a) Hypertension artérielle

3. **Le nombre de centres chiraux dans l'épinéphrine est de ?**
a) 0
b) 1
c) 2
d) 3
ANS- b) 1

4. **L'épinéphrine peut être synthétisée à partir de ?**
a) Pyrocatéchol
b) Aniline
c) Corticostérone
d) Aucune de ces réponses
ANS- a) Pyrocatéchol

5. **La classification correcte du médicament épinéphrine peut être ?**
a) Agoniste adrénergique sélectif
b) Agoniste adrénergique non sélectif
c) Antagoniste adrénergique sélectif
d) Antagoniste adrénergique non sélectif
ANS- b) Agoniste adrénergique non sélectif

6. **Lequel des éléments suivants est une utilisation thérapeutique de l'épinéphrine ?**
a) Anaphylaxie
b) Hémorragie superficielle
c) Bronchospasme
d) Toutes les réponses ci-dessus
ANS- d) Toutes ces réponses

7. **"4-(2-Aminoethyl)benzene-1,2-diol" est la nomenclature IUPAC de quel médicament ?**
a) Dopamine
b) Méthyldopa
c) Bitolterol
d) Naphazoline
ANS- a) Dopamine

8. **Type d'anneau présent dans la dopamine ?**
a) Imidazoline
b) Naphtalène

c) Benzène

d) Pas de structure en anneau

ANS- c) Benzène

9. Le vératrole subit la   forme de la dopamine

a) Chlorométhylation - cyanation - hydrogénation - déméthylation

b) Bromation- hydrolyse- déméthylation

c) Nitration- chlorométhylation-hydrolyse-cyanation

d) Déshalogénation-Bromation-Cyanation-Hydrogénation

ANS- a) Chlorométhylation- cyanation- hydrogénation- déméthylation

10. Type d'anneau présent dans la structure du salbutamol ?

a) Pyrimidine

b) Purine

c) Benzène

d) Anneau aliphatique

ANS- c) Benzène

11. Le salbutamol est utilisé pour le traitement de ?

a) Hyperkaliémie aiguë

b) Bronchospasme

c) BPCO

d) Toutes les réponses ci-dessus

12. Un exemple de médicament de la classe des agonistes adrénergiques ?

a) Salbutamol

b) Clonidine

c) Prazosine

d) Norépinéphrine

ANS-a) Salbutamol

13. Les effets secondaires du médicament Salbutamol sont ?

a) Palpitations

b) Maux de tête

c) Anxiété

d) Toutes les réponses ci-dessus

ANS - d) Toutes ces réponses

14. "2-Benzyl-4,5-dihydro-1H-imidazole" est la nomenclature IUPAC de quel médicament ?

a) Métaraminol

b) Tolazoline

c) Prazosine

d) Dihydroergotamine

ANS- b) Tolazoline

15. La tolazoline peut être produite par hétérocyclisme de l'ester éthylique de ?

a) Paraaminophénol

b) Hydroxyphénylacétone

c) Éthylènediamine

d) Acide iminophézylacétique

ANS- d) Acide iminophézylacétique

16. Le médicament Tolazoline est principalement utilisé pour ?

a) Traitement de l'hypotension
b) Lors de la baisse du taux de chlore dans le sang
c) Diminution de la résistance vasculaire pulmonaire
d) Traitement des hémorragies intestinales

ANS- c) Diminution de la résistance vasculaire pulmonaire

17. Les effets secondaires du médicament propranolol sont ?

a) Rythmes cardiaques irréguliers
b) Difficultés respiratoires
c) Problèmes de vision

d) Toutes les réponses ci-dessus

ANS- d) Toutes ces réponses

18. Le type de système cyclique que l'on trouve dans le Propranolol ?

a) Naphtalène

b) Carbazoline

c) Imidazoline

d) Aucun anneau n'est présent

ANS- a) Naphtalène

19. "2-Acetoxy-N,N,N-triméthyléthanaminium" est la nomenclature IUPAC de quel médicament ?

a) Acétylcholine

b) Cevimeline

c) Chlorure de trospium

d) Carvedilol

ANS- a) Acétylcholine

20. Le médicament Acétylcholine est principalement utilisé pour ?

a) La maladie d'Alzheimer

b) Myasthénie grave

c) Inverser l'action des relaxants musculaires

d) Toutes les réponses ci-dessus

ANS- d) Toutes ces réponses

21. Le mécanisme d'action de l'acétylcholine peut être dû à ?

a) Antagonisme des récepteurs cholinergiques

b) Agonisme des récepteurs cholinergiques

c) Inhibition de l'anticholinestrase

d) Stimulation par l'anticholinestrase

ANS- b) Agonisme des récepteurs cholinergiques

22. Le poids moléculaire de l'acétylcholine est de ?

a) 146,21 gm/mol

b) 199,32 gm/mol

c) 428 gm/mol

d) 406,5 gm/mol

ANS- a) 146,21 gm/mol

23. L'interaction de la tropine et de l'acide tropique produit ?

a) Atropine

b) Carbachol

c) Procyclidine

d) Doxacurium

ANS- a) Atropine

24. Un exemple de médicament de la classe des antagonistes de l'acétylcholine (antagonistes muscariniques) est ?

a) Donépézil

b) Carbachol

c) Atropine

d) Paraoxine

ANS- c) Atropine

25. La liaison du diazépam avec les récepteurs muscariniques de l'acétylcholine entraîne ?

a) effet agonisant sur les récepteurs muscariniques
b) Effet antagoniste sur les récepteurs muscariniques
c) Ne produisent pas d'effet significatif
d) Ne se lie pas aux récepteurs muscariniques

ANS- d) Ne se lie pas aux récepteurs muscariniques.

26. Type de structures cycliques présentes dans la structure du diazépam ?

a) Quiniclidine
b) Quinoléine
c) Diazépine
d) Toutes les réponses ci-dessus

ANS- c) Diazépine

27. Les énoncés corrects pour les nomenclatures UICPA des sont ?

I. Solifénacine : (3R)-1-Azabicyclo[2 2]oct-3-yl (1S)-1-phényl-3,4-dihydroisoquinoline-2(1H)-carboxylate

II. Zaleplon : N-(3-(3-cyanopyrazolo[1,5-a] pyrimidin-7-yl)phényl)-N-éthylacétamide

III. Alprazolam : 7-Chloro- 1,3-dihydro-1 -méthyl-5-phényl-3H- 1,4-benzodiazépine-2-one

IV. Diazépam : 8-Chloro-1 -méthyl-6-phényl-4H-[1,2,4]triazolo[4,3-a] [1,4]benzodiazépine a) II, IV

b) I, II
c) I, III, IV
d) I, II, III, IV

27. L'usage thérapeutique du médicament Diazepam est/sont ?

a) Traitement du sevrage alcoolique aigu
b) Traitement des crises d'épilepsie
c) Traitement de l'anxiété
d) Toutes les réponses ci-dessus

ANS- d) Toutes ces réponses

28. L'acide méfénamique peut être synthétisé par réaction de la 2,3-diméthylbenzamine en présence d'acétate de cuivre(II) avec ?

a) 2-bromo-benzoate de potassium
b) Saccharine
c) Réactif de Mulch
d) Toutes les réponses ci-dessus

ANS- a) 2-bromo-benzoate de potassium

29. Les effets secondaires de l'acide méfénamique sont ?

a) Éruption cutanée
b) Douleur abdominale
c) Saignement facile
d) Toutes les réponses ci-dessus

ANS- d) Toutes ces réponses

30. Le type d'anneau que l'on trouve dans l'acide méfénamique ?

I. Phényle

II. Pyridine

III. Anthracène

64

IV. Thiophène

a) I, III

b) II, III, IV

c) I

d) II, IV

ANS- c) I

31. Parmi les médicaments suivants, lesquels inhibent les virus de l'herpès ?

a) Amantadine

b) Acyclovir

c) Oseltamivir

d) Azidothymidine

Ans : b) Acyclovir

32. Les médicaments qui provoquent des maladies du foie sont ?

a) Miconazole

b) Nitrofurantoïne

c) Acyclovir

d) Aucune de ces réponses

Ans : b) Nitrofurantoïne

33. Les infections cutanées candidosiques sont traitées avec le médicament ?

a) Miconazole

b) Tolnaftate

c) Métronidazole

d) Les deux a et b

Ans : a) Miconazole

34. Lequel des produits suivants possède à la fois les propriétés fongicides et fongistatiques ?

a) Tolnaftate

b) Acyclovir

c) Les deux a et b

d) Aucune de ces réponses

Ans : a) Tolnaftate

35. Quel médicament agit contre les bactéries anaérobies ?

a) Citrate de diéthylcarbamazine

b) Mebendazole

c) Métronidazole

d) Aucun de ces éléments

Ans : c) Métronidazole

36. Chimiquement, le mébendazole est ?

a) N-(6-benzoyl-1H-benzimidazole-2-yl)carbamate de méthyle

b) N-(5-benzoyl-1H-benzimidazole-2-yl)carbamate de méthyle

c) N-(6-benzoyl-1H-benzimidazole-3-yl)carbamate de méthyle

d) N-(6-benzoyl-1H-benzimidazole-4-yl)carbamate de méthyle

Ans : a) N-(6-benzoyl-1H-benzimidazole-2-yl)carbamate de méthyle

37. Le triméthoprime est utilisé dans ?

a) Infections urinaires compliquées

b) Infections urinaires non compliquées

c) a et b

d) Aucune de ces réponses

Ans : b) Infection urinaire non compliquée

38. Le médicament utilisé dans le traitement de la lèpre est ?

a) Procaïne

b) Dapsone

c) Triméthoprime

d) Sulfamides

Ans : b) Dapsone

39. Lequel des médicaments suivants est également connu sous le nom de Novocaïne ?

a) Mépivacaïne

b) Metformine

c) Procaïne

d) Caféine

Ans : c) Procaïne

40. Lequel des éléments suivants est utilisé dans la synthèse de la caféine ?

a) Théophylline

b) Procaïne

c) Metformine

d) Aucune de ces réponses

Ans : a) Théophylline

41. Lequel des éléments suivants est utilisé dans la synthèse de la phentermine ?

a) Benzaldéhyde

b) 2-nitropropane

c) a et b

d) Aucune de ces réponses

Ans : c) a et b

42. Le valporate de sodium est un ?

a) Antipsychotiques

b) Anti leprotique

c) Antidépresseur

d) Anti-convulsivant

Anss : d) Anticonvulsivant

43. Le P-toluène sulfonamide et l'isocyanate de butyle forment ensemble

a) Tolbutamide

b) Metformine

c) Procaïne

d) Aucune de ces réponses

Ans : a) Tolbutamide

44. Dans la synthèse de la metformine, nous utilisons la condition de température ?

a) 120-140 °C

b) 150-180 °C

c) 80-90 °C

d) 100-110 °C

Réponse : a) 120-140 °C .

45. Lequel des éléments suivants est utilisé pour l'anesthésie locale ?

a) Tolbutamide

b) Procaïne

c) Dapsone

d) à la fois a et b

Ans : b) Procaïne

46. Lequel des éléments suivants est un inhibiteur de la production d'acide folique ?

a) Procaïne

b) Mépivacaïne

c) Metformine

d) Dapsone

Ans : d) Dapsone

47. Le tolbutamide aide les personnes atteintes de ?

a) Diabète de type 2

b) Diabète de type 1

c) a et b

d) Aucune de ces réponses

Ans : a) Diabète de type 2

48. La voie d'administration des sulfamides est ?

a) Parentral

b) Topique

c) Sublingual

c) Aucune de ces réponses

Ans : b) Topique

49. Chimiquement, l'acyclovir est ?

a) 2-amino-9-(2-hydroxyéthoxyméthyl)-1H-purin-6-one

b) 2-amino-9-(2-hydroxyéthoxyméthyl)-1H-purine-6-yne

c) 2-amino-8-(2-hydroxyéthoxyméthyl)-1H-purin-6-one

d) 2-amino-9-(2-hydroxyéthoxyméthyl)-1H-purin-6-ène

Ans : a) 2-amino-9-(2-hydroxyéthoxyméthyl)-1H-purin-6-one

50. Le miconazole a le même mécanisme d'action que le ?

a) Dapsone

b) Metformine

c) Clotrimazole

d) aucun de ces éléments

Ans : c) Clotrimazole

Bibliographie

1. Jaszczyszyn A, G^siorowski K, Swiatek P, Malinka W, Cieslik-Boczula K, Petrus J, Czarnik-Matusewicz B. Chemical structure of phenothiazines and their biological activity. Pharmacol Rep. 2012;64(1):16-23. doi : 10.1016/s1734-1140(12)70726-0. PMID : 22580516.

2. Ernst BJ, Clark GF, Grundmann O. The Physicochemical and Pharmacokinetic Relationships of Barbiturates - From the Past to the Future. Curr Pharm Des. 2015;21(25):3681-91. doi : 10.2174/1381612821666150331131009. PMID : 25824249.

3. Furst S, Hosztafi S. L'importance chimique et pharmacologique des analogues de la morphine. Acta Physiol Hung. 2008 Mar;95(1):3-44. doi : 10.1556/APhysiol.95.2008.1.1. PMID : 18389996.

4. Pham, Thu & Ziora, Zyta & Blaskovich, Mark. (2019). Antibiotiques de la famille des quinolones. MedChemComm. 10. 10.1039/C9MD00120D.

5. Pham TDM, Ziora ZM, Blaskovich MAT. Antibiotiques de la famille des quinolones. Medchemcomm. 2019 Jun 28;10(10):1719-1739. doi : 10.1039/c9md00120d. PMID : 31803393 ; PMCID : PMC6836748.

6. Yip DW, Gerriets V. Pénicilline. [Mise à jour 2022 19 mai]. In : StatPearls [Internet]. Treasure Island (FL) : StatPearls Publishing ; 2022 Jan-. Disponible à l'adresse : https://www.ncbi.nlm.nih.gov/books/NBK554560/

7. Bui T, Preuss CV. Céphalosporines. [Mis à jour le 6 novembre 2022]. In : StatPearls [Internet]. Treasure Island (FL) : StatPearls Publishing ; 2022 Jan-. Disponible à l'adresse : https://www.ncbi.nlm.nih.gov/books/NBK551517/

8. Krause KM, Serio AW, Kane TR, Connolly LE. Aminoglycosides : Une vue d'ensemble. Cold Spring Harb Perspect Med. 2016 Jun 1;6(6):a027029. doi : 10.1101/cshperspect.a027029. PMID : 27252397 ; PMCID : PMC4888811.

9. Chopra I, Roberts M. Tetracycline antibiotics : mode of action, applications, molecular biology, and epidemiology of bacterial resistance. Microbiol Mol Biol Rev. 2001 Jun;65(2):232-60 ; deuxième page, table des matières. doi : 10.1128/MMBR.65.2.232-260.2001. PMID : 11381101 ; PMCID : PMC99026.

10. Fuoco D. Cadre de classification et biologie chimique des médicaments à base de structure de tétracycline. Antibiotics (Bâle). 2012 Jun 12;1(1):1-13. doi : 10.3390/antibiotics1010001. PMID : 27029415 ; PMCID : PMC4790241.

11. PubChem [Internet]. Bethesda (MD) : National Library of Medicine (US), National Center for Biotechnology Information ; 2004-. PubChem Compound Summary for CID 2756, Cimetidine ; [cited2023Mar . 10]. Available de : https://pubchem. ncbi. nlm. nih. gov/compound/Cimetidine

12. PubChem [Internet]. Bethesda (MD) : National Library of Medicine (US), National Center for Biotechnology Information ; 2004-. PubChem Compound Summary for CID 4033, Mechlorethamine ; [cité le 10 mars 2023]. Disponible à l'adresse : https://pubchem.ncbi.nlm.nih.gov/compound/Mechlorethamine

13. National Center for Biotechnology Information. "PubChem Compound Summary for CID 4033,Mechlorethamine" *PubChem*, https://pubchem.ncbi.nlm.nih.gov/compound/Mechlor ethamine. Consulté le 10 mars 2023.

14. Schroder H, Noack E. Structure-activity relationship of organic nitrates for activation of guanylate cyclase. Arch Int Pharmacodyn Ther. 1987 Dec;290(2):235-46. PMID : 2895614.

15. Catalani V, Botha M, Corkery JM, Guirguis A, Vento A, Scherbaum N, Schifano F. The

Psychonauts' Benzodiazepines ; Quantitative Structure-Activity Relationship (QSAR) Analysis and Docking Prediction of Their Biological Activity. Pharmaceuticals (Bâle). 2021 Jul 26;14(8):720. doi : 10.3390/ph14080720. PMID : 34451817 ; PMCID : PMC8398354.

16. Labrid C, Rocher I, Guery O. Structure-activity relationships as a response to the pharmacological differences in beta-receptor ligands. Am J Hypertens. 1989 Nov;2(11 Pt 2):245S-251S. doi : 10.1093/ajh/2.11.245s. PMID : 2573372.

17. Ovung A, Bhattacharyya J. Sulfonamide drugs : structure, antibacterial property, toxicity, and biophysical interactions. Biophys Rev. 2021 Mar 29;13(2):259-272. doi : 10.1007/s12551-021-00795-9. PMID : 33936318 ; PMCID : PMC8046889.

18. Shafiei M, Peyton L, Hashemzadeh M, Foroumadi A. Histoire du développement des azoles antifongiques : A review on structures, SAR, and mechanism of action. Bioorg Chem. 2020 Nov;104:104240. doi : 10.1016/j.bioorg.2020.104240. Epub 2020 Aug 28. PMID : 32906036.

19. Hannoodee M, Mittal M. Méthotrexate. [Mise à jour 2022 20 janvier]. In : StatPearls [Internet]. Treasure Island (FL) : StatPearls Publishing ; 2022 Jan-. Disponible à l'adresse : https://www.ncbi.nlm.nih.gov/books/NBK556114/

20. Honeyman L, Ismail M, Nelson ML, Bhatia B, Bowser TE, Chen J, Mechiche R, Ohemeng K, Verma AK, Cannon EP, Macone A, Tanaka SK, Levy S. Structure-activity relationship of the aminomethylcyclines and the discovery of omadacycline. Antimicrob Agents Chemother. 2015 Nov;59(11):7044-53. doi : 10.1128/AAC.01536-15. Epub 2015 Sep 8. PMID : 26349824 ; PMCID : PMC4604364.

21. Seydel JK. Sulfonamides, relation structure-activité et mode d'action. Structural problems of the antibacterial action of 4-aminobenzoic acid (PABA) antagonists. J Pharm Sci. 1968 Sep;57(9):1455-78. doi : 10.1002/jps.2600570902. PMID : 4877188.

22. Snyder NJ, Tabas LB, Berry DM, Duckworth DC, Spry DO, Dantzig AH. Structureactivity relationship of carbacephalosporins and cephalosporins : antibacterial activity and interaction with the intestinal proton-dependent dipeptide transport carrier of Caco-2 cells. Antimicrob Agents Chemother. 1997Aug ;41(8):1649-57. doi : 10.1128/AAC.41.8.1649. PMID : 9257735 ; PMCID : PMC163979.

23. Hujer AM, Kania M, Gerken T, Anderson VE, Buynak JD, Ge X, Caspers P, Page MG, Rice LB, Bonomo RA. Structure-activity relationships of different beta-lactam antibiotics against a soluble form of Enterococcus faecium PBP5, a type II bacterial transpeptidase. Antimicrob Agents Chemother. 2005 Feb;49(2):612-8. doi : 10.1128/AAC.49.2.612-618.2005. PMID : 15673741 ; PMCID : PMC547200.

24. PubChem [Internet]. Bethesda (MD) : National Library of Medicine (US), National Center for Biotechnology Information ; 2004-. Résumé du composé PubChem pour CID 3000715, Thiopental ; [cité le 10 mars 2023]. Disponible à l'adresse : https://pubchem.ncbi.nlm.nih.gov/compound/Thiopental

25. Kuhar MJ, Couceyro PR, Lambert PD. Biosynthèse des catécholamines. In : Siegel GJ, Agranoff BW, Albers RW, et al, éditeurs. Basic Neurochemistry : Molecular, Cellular and Medical Aspects. 6ème édition. Philadelphie : Lippincott-Raven ; 1999. Disponible à l'adresse suivante : https://www.ncbi.nlm.nih.gov/books/NBK27988/

26. PubChem [Internet]. Bethesda (MD) : National Library of Medicine (US), National Center for Biotechnology Information ; 2004-. Résumé du composé PubChem pour CID 5504, Tolazoline ; [cité le 10 mars 2023]. Disponible à l'adresse : https://pubchem.ncbi.nlm.nih.gov/compound/Tolazoline

27. Vyas SP, Jaitely V, Kanaujia P. Synthèse et caractérisation des auto-lymphotrophes du

chlorhydrate de palymitoyl propanolol pour l'administration orale. Int J Pharm. 1999 Sep 20;186(2):177-89. doi : 10.1016/s0378-5173(99)00166-0. PMID : 10486436.

28. Taylor P, Brown JH. Synthèse, stockage et libération de l'acétylcholine. In : Siegel GJ, Agranoff BW, Albers RW, et al, éditeurs. Basic Neurochemistry : Molecular, Cellular and Medical Aspects. 6ème édition. Philadelphie : Lippincott-Raven ; 1999. Disponible à l'adresse suivante : https://www.ncbi.nlm.nih.gov/books/NBK28051/

29. PubChem [Internet]. Bethesda (MD) : National Library of Medicine (US), National Center for Biotechnology Information ; 2004-. Résumé du composé PubChem pour le CID 5831, Carbachol ; [cité le 10 mars 2023]. Disponible à l'adresse : https://pubchem.ncbi.nlm.nih.gov/compound/Carbachol

30. Ward HE Jr, Freeman JJ, Sowell JW, Kosh JW. Synthèse et pharmacologie préliminaire d'un standard interne pour le dosage de la néostigmine. J Pharm Sci. 1981 Apr;70(4):433-5. doi : 10.1002/jps.2600700423. PMID : 7229960.

31. Rominger KL. Chimie et pharmacocinétique du bromure d'ipratropium. Scand J Respir Dis Suppl. 1979;103:116-29. PMID : 155287.

32. Haldar MK, Scott MD, Sule N, Srivastava DK, Mallik S. Synthèse d'inhibiteurs de la méthionine aminopeptidase-1 à base de barbiturate. Bioorg Med Chem Lett. 2008 Apr 1;18(7):2373- 6. doi : 10.1016/j.bmcl.2008.02.066. Epub 2008 Mar 4. PMID : 18343108 ; PMCID : PMC2390822.

33. Chauhan R, Verma S, Shrivasatava A. Synthesis and CNS Activity of Phenytoin Derivatives. Cent Nerv Syst Agents Med Chem. 2022;22(1):57-67. doi : 10.2174/1871524922666220429122141. PMID : 35507791.

34. Qushawy M, Prabahar K, Abd-Alhaseeb M, Swidan S, Nasr A. Preparation and Evaluation of Carbamazepine Solid Lipid Nanoparticle for Alleviating Seizure Activity in Pentylenetetrazole-Kindled Mice. Molecules. 2019 Nov 2;24(21):3971. doi : 10.3390/molecules24213971. PMID : 31684021 ; PMCID : PMC6864770.

35. Hubbard AK, Levy JP, Roth TP, Gandolfi AJ. Utilisation d'altérations structurelles dans la synthèse des antigènes du métabolite de l'halothane pour imiter l'immunogène induit par l'halothane. Drug Chem Toxicol. 1990;13(2-3):93-112. doi : 10.3109/01480549009018115. PMID : 1703476.

36. Valdez CA, Leif RN, Mayer BP. Synthèse efficace et optimisée du fentanyl et de ses analogues. PLoS One. 2014 Sep 18;9(9):e108250. doi : 10.1371/journal.pone.0108250. PMID : 25233364 ; PMCID : PMC4169472.

37. Shah K, Shrivastava SK, Mishra P. Synthèse, cinétique et évaluation pharmacologique du promédicament mutuel de l'acide méfénamique. Acta Pol Pharm. 2013 Sep-Oct;70(5):905-11. PMID : 24147370.

38. Ha MW, Paek SM. Progrès récents dans la synthèse de l'ibuprofène et du naproxène. Molecules. 2021 Aug 7;26(16):4792. doi : 10.3390/molecules26164792. PMID : 34443379 ; PMCID : PMC8399189.

39. PubChem [Internet]. Bethesda (MD) : National Library of Medicine (US), National Center for Biotechnology Information ; 2004-. PubChem Compound Summary for CID 2554, Carbamazepine ; [cited2023Mar . 10]. Available de : https://pubchem.ncbi.nlm.nih.gov/compound/Carbamazepine

40. National Center for Biotechnology Information (2023). PubChem Compound Summary for CID 2554, Carbamazepine.RetrievedMarch10 , 2023 à partir de https://pubchem.ncbi.nlm.nih.gov/compound/Carbamazepine.

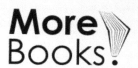
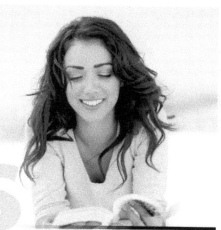

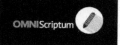

Milton Keynes UK
Ingram Content Group UK Ltd.
UKHW011143010424
440421UK00001B/229